Андрий Олийнык

Диагностика и лечение периимплантитов

AF138178

Андрий Олийнык

Диагностика и лечение периимплантитов

Использование медицинского озона и диоксида титана субмикронного размера

LAP LAMBERT Academic Publishing

Impressum / **Выходные данные**

Bibliografische Information der Deutschen Nationalbibliothek: Die Deutsche Nationalbibliothek verzeichnet diese Publikation in der Deutschen Nationalbibliografie; detaillierte bibliografische Daten sind im Internet über http://dnb.d-nb.de abrufbar.

Библиографическая информация, изданная Немецкой Национальной Библиотекой. Немецкая Национальная Библиотека включает данную публикацию в Немецкий Книжный Каталог; с подробными библиографическими данными можно ознакомиться в Интернете по адресу http://dnb.d-nb.de.

Coverbild / Изображение на обложке предоставлено: www.ingimage.com

Verlag / Издатель:
LAP LAMBERT Academic Publishing
ist ein Imprint der / является торговой маркой
OmniScriptum GmbH & Co. KG
Heinrich-Böcking-Str. 6-8, 66121 Saarbrücken, Deutschland / Германия
Email / электронная почта: info@lap-publishing.com

Herstellung: siehe letzte Seite /
Напечатано: см. последнюю страницу
ISBN: 978-3-659-48257-1

СОДЕРЖАНИЕ

ВСТУПЛЕНИЕ

На сегодняшний день имплантация занимает все более важное место среди стоматологических реконструктивных операций. Учитывая относительную рутинность операции дентальной имплантации, на первый план выходит проблема увеличения продолжительности полноценного функционирования дентальных имплантатов, поиск решений проблемы осложнений, возникающих при их фукционировании.

Оценка патологических изменений со стороны периимплантатных мягких тканей требует комплексного подхода : клинических, рентгенологических и микробиологических методов исследования в совокупности.

Долговечность функционирования дентальных имплантатов прямо пропорционально зависит от характера бактериальных отложений на их поверхностях. Leonhardt A., Adolfsson B., Lekholm U. (1993) при сравнительном микробиологическом, гистологическом, клиническом и рентгенологическом исследовании тканей вокруг имплантата установили, что влияние зубной бляшки на подэпителиальную ткань вокруг имплантата ведет к ее воспалению. По данным Lindhe J., Karring T., Lang N. (2003); Heitz - Mayfield L. J., Lang N.P. (2010) и др., вокруг имплантата изначально содержится естественная флора ротовой полости. В динамике приживления имплантатов в десневых карманах глубиной более 1-3 мм увеличивалось число грамотрицательной и анаэробной микрофлоры, в том числе оказывались actinobacillus actinomycetemcomitans. Именно с этими бактериями Mombelli et al. (2002, 2011) связывают развитие воспаления вокруг имплантатов. Их выявление должно быть основанием для лечения. Это свидетельствует о важности клинико-микробиологической диагностики при имплантации, тем более что установлена четкая корреляции клинических и микробиологических показателей.

Еще одной составляющей комплексного обследования пациентов с патологическими изменениями периимплантатных тканей является рентгенологическое исследование. С его помощью определяется степень изменений в краевой части костной ткани, что является пропорциональным отражением изменений в мягких тканях вокруг имплантатов (А. Кулаков , Н.А. Рабухина, А.П. Аржанцев, 2006; Frederiksen N.L., 2009). О резорбции кости можно получить представление при анализе прицельных рентгено- и ортопантомограмм (Вовк Ю.В. и соавт., 1996; Куц П.В., Неспрядько В.П., Угрин М.М. и др., 2011; Gotfredsen K ., Berglundh T., Lindhe J., 2002) . Однако рентгенологические данные не коррелируют с такими показателями, как индекс зубной бляшки, индекс кровотечения из десневой борозды, глубина зондирования и результатам периотеста. По данным Benson B. W., Shetty V. (2009) реально динамика потери кости отражалась только на количестве жидкости в десневой борозде. Вывод на основании зондирования и рентгенограмм в определенной степени носит субъективный характер, поэтому результаты могут быть разными. Чтобы дать объективную оценку нарастания резорбции кости, можно при рентгенографии винтовых имплантатов использовать в качестве маркеров вершины ребер их резьбы, однако в различных конструкциях дентальных имплантатов возможно разное шаг резьбы. Следовательно, необходим поиск средств для стандартизации оценки потери костной ткани.

Медикаментозная терапия периимплантита утруднена в связи со значительной аллергизации населения, а предлагаемая комбинация лекарственных препаратов не всегда позволяет получить желаемые результаты и, кроме того, нередко дает побочные эффекты (Ага-заде А.Г., 2009; Обуховский Ю., 2008, 2012; Heitz - Mayfield L.J., Lang N.P., 2004; Heitz - Mayfield L.J., Salvi G.E., Mombelli A et al., 2012).

На фоне ухудшения экологической обстановки, увеличения количества аллергических заболеваний среди населения, остается актуальным как поиск новых методов терапии периимплантита, так и средств контроля их лечебной эффективности (Дмитриева Л.А., 2001). Когда нельзя прибегнуть к антибиотикотерапии, в частности при беременности или непереносимости антибиотиков, а местное применение антисептиков подвергает поверхность имплантата побочному корродирующему действию, на первый план выходит разработка совершенно новых подходов, в основе которых лежит безопасность и оптимизация результата терапии на основе применения нетрадиционных средств, позволяющих снизить количество лекарственных препаратов, а в ряде случаев полностью отказаться от их применения.

Важным и актуальным является изучение и дальнейшая разработка вопросов, связанных с профилактикой воспалительных процессов периимплантатных мягких тканей (Laine P. et al., 1998, Chang Y.-M. et al., 1999). Для длительного функционирования дентальных имплантатов важную роль играют вопросы оценки состояния периимплантатных тканей, поиск маркеров воспаления, которые позволят прогнозировать патологические изменения периимплантатной среды еще до их клинической манифестации.

Все вышеизложенное определило цель и задачи настоящего исследования-оптимизировать и стандартизировать клинико-рентгенологические и микробиологические методы исследования, повысить эффективность лечения и профилактики воспалительных процессов периимплантатного среды.

Для достижения поставленной цели необходимо решить следующие задачи:

1. Провести экспериментальное исследование по определению микробиологической контаминации пластинки титана, аналогичном тому, из которого изготавливают дентальные имплантаты, в ротовой полости.

2. Определить микробиологическое насыщение титановой пластинки после ее механической и антисептической обработки.

3. Усовершенствовать рентгенологический метод исследования, повысить его точность путем стандартизации оценки потери костной ткани.

4. Разработать систему лечебно-профилактических мероприятий по оптимизации состояния периимплантатных мягких тканей .

1. МАТЕРИАЛЫ И МЕТОДЫ ИССЛЕДОВАНИЯ

1.1 Экспериментальное исследование

1.1.1 Методики изучения поверхности титановой пластинки в условиях микробной контаминации

Для изучения поверхности титановой пластинки в условиях микробной контаминации мы прибегли к моделированию клинической ситуации путем размещения исследуемого материала в съемной пластинчатой конструкции. Было проведено клинико- микробиологический анализ поверхностей титана, аналогичного тому, из которого были изготовленны имплантаты. Выбранный титан имел высокую степень чистоты (марка ВТ- I-00). С указанного материала изготавливались пластинки размером 3х4 мм, которые после соответствующей электрохимической очистки и пассивации (методом Сурова А.Н. и соавт., 1986) вполимеризировались в пластмассовый базис частичного съемного протеза со стороны, прилегающей к слизистой оболочке протезного ложа (Рис.1.1.1.1).

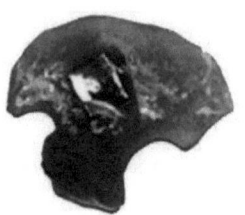

Рис. 1.1.1.1 Внешний вид съемного пластиночного протеза из акриловой пластмассы с экспериментальной титановой пластиной

Указанная разновидность протезной конструкции с титановой пластинкой была применена 30 пациентам в возрасте от 20 до 53 лет в области включенных дефектов зубных рядов, которые нуждались во временном протезировании малыми седловидными протезами. Пациентов просили не очищать протезные конструкции с титановой пластиной индивидуальными средствами гигиены полости рта в течение 10 дней.

В Таблице 1.1.1.1 представлены распределение пациентов в зависимости от возраста

Табл.1.1.1.1
Возрастные группы пациентов

Возрастные группы	Абс.	%
20-25	5	14,7
30-35	10	29,4
40-45	10	29,4
50-55	9	26,5
	34	100

После 10-дневного срока проводили клиническую оценку и микробиологическое исследование количественного и видового спектра микроорганизмов, заселяющих титановую пластинку съемной протезной конструкции.

Клиническая оценка заключалась в выявлении месторасположения, наличия или отсутствия минерализации, выяснения податливости к расслоению и наличия металлического блеска поверхности титана после снятия отложений.

Микробиологическое исследование осуществлялось на 10-й день функционрования протеза с титановой пластинкой без гигиенических мероприятий, а также после комплексной механической и медикаментозной очистки. Исследование заключалось в установлении степени бактериального насыщения титановой пластины и в изучении видового спектра микроорганизмов. Для определения видового микробиологического спектра материал бактериальной пластинки аккуратно отделялся от поверхности титановой пластины при помощи стерильных стоматологических инструментов в трех участках пластины у каждого пациента и с помощью ватных шариков переносился в колбы с селективными средами для аэробной и анаэробной микрофлоры.

После посева и соответствующей экспозиции во времени на селективних средах проводилась оценка степени колонизации (Табл. 1.1.1.2) и идентификация видового спектра микроорганизмов.

Отсутствие роста выявленных колоний микроорганизмов устанавливалась соответственно их количеству, которое было меньше 5 колоний при первичном посеве полученного материала. Выявление колонизации элективных сред в пределах 5-20 колоний при первичном посеве полученного материала считалось нами как умеренное количество / + /. Колонизация объема элективного среды в количествах до 100 колоний оценивали как выраженное / + + /, а более 100 колоний как сильно выраженную / + + + /.

Табл. 1.1.1.2
Шкала оценки степени колонизации титановой пластинки

Степень колонизации	Количество олоний	
Отсутствует	<5	-
Умеренная	5-20	+
Выраженная	20-100	++
Сильно выраженная	>100	+++

Полученные морфологические, биохимические и культуральные свойства бактериальных культур сопоставлялись с таксономическими свойствами этих же представителей микрофлоры с определителем Берджи (9 издание).

1.1.2 Способы устранения микробной контаминации с поверхности титановой пластинки и методы ее верификаци

Для устранения с поверхности титановой пластины бактериальной бляшки использовались механические и медикаментозные средства.

Методика механической очистки. Удаление отложений состояло в выполнении последовательных возвратно-поступательных движений пластмассовым скалером (грубая очистка). После этого проводилась прецизионная механическая очистка с помощью акриловой кюретки (рис. 1.1.2.1).

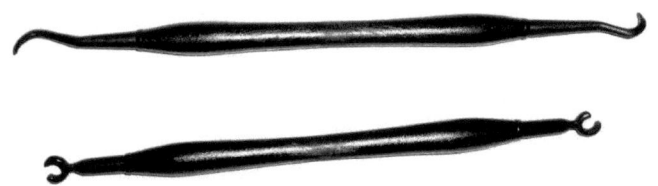

Рис.1.1.2.1. Внешний вид акриловых скалера (А) и кюретки (Б) для механической очистки поверхностей титановых пластинок.

Механические способы очистки состояли также в использовании аппарата Vector. Механическую обработку поверхности титановой пластинки сопровождали и завершали медикаментозной очисткой.

Методика медикаментозной очистки. Ее осуществляли двумя способами. Первый способ основывался на использовании 0,2 % хлоргекседина биглюконата, изготовленного из 20% раствора в стерильных аптечных условиях.

Для второго способа использовали методику проведения деконтаминации раствором диоксида титана в стерильной озонированной дистиллированной воде с концентрацией озона 12 мг/л, оксида титана 0,075 моль/л .

После проведения механической и медикаментозной обработки титановой пластинки осуществляли микробиологический контроль. Материал получали из подсушенных поверхностей титановых пластинок приложением стерильных бумажных дисков , которые затем помещали на селективные среды. Учет микробного роста оценивали по шкале (Табл.1.1.1.2), а также верифицировали эффективность очистки.

1.2 Клинические методы исследования

1.2.1 Общая характеристика обследованных пациентов

Для решения поставленных клинических задач нами проведено обследование 96 пациентов в возрасте от 21 до 65 лет, которые обратились для профессионального осмотра состояния периимплантатных тканей после ортопедического протезирования на дентальных имплантатах. Среди них было 72 женщины (67%) и 24 мужчины (23%). Распределение пациентов в зависимости от возраста и пола представлены в таблице 1.2.1.1

Табл. 1.2.1.1
Распределение пациентов за возрастом и полом

Возрастные периоды пациентов, лет	Всего	Пол	
		Мужчин	Женщин
21-34	28	6	22
35-44	49	12	37
45-65	19	6	13
Всего	96	24	72

Дальнейшее комплексное обследование было проведено нами всем 96 пациентам.

1.2.2 Клинические методы обследования пациентов после протезирования на дентальных имплантатах

Обследование всех пациентов осуществляли согласно рекомендациям ВОЗ (1997) и начинали с опроса в следующей последовательности: 1) паспортная часть, 2) определение жалоб, которые были причиной обращения пациентов в клинику, 3) установление анамнестических особенностей жизни пациентов, 4) клиническое стоматологическое обследование, 5) специальные методы и параклинические оценки определения состояния периимплантатного среды.

Инструментальное клиническое обследование включало зондирование, перкуссию и установление степени подвижности дентальных имплантатов (ПИ). При этом мы считали за отсутствующую подвижность дентальных

10

имплантатов при постукивании по их поверхностях во всех направлениях («-» оценка). Подвижность имплантатов диагностировалась при наличии смещений, даже минимальных, в любом направлении.

Зондирование включало измерение глубины импланто-десневой бороздки (ГИД), состояние импланто-десневого прикрепления (ИДП) и установление индекса кровоточивости периимплантатных десен (КИД). Определение глубины периимплантатного сулькуса, согласно рекомендации ВОЗ, проводили с помощью пластикового градуированного зонда с нанесенными на нем цветными делениями (зеленая-3мм, белая-6мм, красная-9мм) по вертикальной оси с щечной, язычной и апроксимальных поверхностей и устанавливали ее среднее значение. Общепринятым в современной имплантологии считается тот факт, что после годовалого функциональной нагрузки дентальных имплантатов изменения в альвеолярном гребне стабилизируются и определение глубины периимплантного сулькуса является величиной, которая может служить для сравнительного анализа. Признанным считается также тот факт, что физиологическая глубина периимплантного сулькуса является больше глубины зубо-десневой борозды. Соответствующим успешному функционированию имплантата является показатель глубины зондирования периимплантатных десен после первого года функциональной нагрузки дентальных имплантатов до 4мм.

С помощью зонда определяли индекс потери десневого прикрепления - loss of attachment (LA, Glavind & Loe, 1967) в баллах: 0 - импланто-десневое прикрепление (ИДП) сохранено, 1 - ИДП отсутствует у одной стенки, 2 - ИДП отсутствует у двух стенок, 3 - ИДП отсутствует около трех стенок, 4 - ИДП отсутствует полностью.

При зондировании также устанавливали индекс кровоточивости периимплантатных десен, поскольку этот показатель выражено коррелирует с выраженностью воспалительного процесса и гигиеническим индексом. Степень кровоточивости с импланто-десневой бороздки определяли по методике Mühlermann - Son (1971), Rateitschak KH et al. (1989) в баллах: отсутствие

11

кровотечения - 0, наличие точечного кровотечения в межзубных промежутках - 1, линейного - 2, умеренного, что занимает все протяжение импланто-десневой борозды - 3, профузного, занимающего импланто-десневую борозду и периимплантатный сосочек - 4.

Определяли и предоставляли оценку звонкости перкуторного звука при вертикальном и горизонтальном постукивании по коронковой части имплантата (ЗПЗ). Звонкость остеоинтегрованого дентального имплантата на постукивание ручкой стоматологического зеркала является признаком клинического здоровья периимплантатных тканей и подтверждением жесткого закрепления дентальных имплантатов в костной ткани. При выполнении этого исследования выясняли чувствительность, векторность, наличие болевой реакции. При ограниченном перкуторном звуке выявляли ЗПЗ = 1, при тотальном - ЗПЗ = 2.

Гигиеническое состояние (ГС) периимплантатных мягких тканей, мезо- и супраструктур дентальных имплантатов объективизировали посредством гингивального индекса (Loë J.-Silness I, 1963). Выраженность неминерализованих и минерализованных отложений на этих структурах оценивали от 0 до 3 баллов. Отсутствие отложений отвечало 0 баллов, 1 балл - незначительные отложения в пределах изолированного участка отдельной поверхности имплантата, 2 балла - сплошные отложения, занимающие 1-2 поверхности имплантата, а 3 балла - отложения, локализующиеся на 3-4 поверхностях исследуемого имплантата.

2.2.3 Рентгенологическая методика обследования состояния периимплантатных тканей пациентов

Рентгенологическое исследование челюстно-лицевой области пациентов с протезными конструкциями на дентальных имплантатах является непременным, достаточно доступным, простым и в то же время существенным из обследований пациентов. Целью этого обследования является выявление изменений в периимплантатной ткани и прослеживания их динамики.

Общепризнанным является тот факт, что за первый год функционирования протезных конструкций на дентальных имплантатах наступает физиологическая потеря периимплантатной костной ткани в пределах до 1,5 мм (Gröndahl K. et all., 1996; James R.A., 1980). Относительно дальнейшей потери периимплантатного костного окружения в процессе функциональной нагрузки протезных конструкций существуют противоречивые данные. Так, Schnitmans P.A. et all ., 1989, установили оптимум потери костной ткани 0,1 мм, входящий в шкалу гарвардского критерия успешности дентальных имплантатов. Albrektsson T. et all., 1986, в предложенных критериях эффективности и продолжительности имплантологической терапии указывает уже физиологически допустимое увеличение значения вертикальной костной потери в пределах 0,2 мм ежегодно. Мы придерживаемся допустимых значений, которые реально можно определить в пределах 1 мм периимплантатной потери костной ткани в течение от 1 до 3 лет после функциональной нагрузки. Эти рентгенометрические оптимумы согласуются с данными шкалы качества имплантологического лечения (Misch C.E., 1993).

Для рентгенологического обследования пациентов мы последовательно использовали два основных способа - цифровую и аналоговую ортопанорамную рентгенографию и внутриротовую прицельную рентгенографию.

Панорамная рентгенография проводилась пациентам после завершения фиксации протезной конструкции на дентальных имплантатах с помощью рентгенологической установки Promax (Planmeka, Финляндия) . Для увеличения резкости результатов панорамного рентгенологического обследования пациентов предлагается при анализе периимплантатного костного окружения на нижней челюсти опустить голову пациента на 5-7° вниз от франкфуртской горизонтали. При анализе периимплантатних костных изменений на верхней челюсти рекомендуется поднять голову пациента на 5-7° вверх от франкфуртской горизонтали. Ориентиром франкфуртской горизонтали головы пациента служит горизонтальная лазерная линия ортопантомографа. Режим ортопантомографии определялся автоматически по kV и mA в соответствии с рекомендациями производителя .

Для детальной оценки изменений периимплантатнои костной ткани более целесообразно применение внутриротовых прицельных рентгенснимков. При этом мы полностью солидаризируемся с общепризнанной позицией, согласно которой степень риска от облучения при внутриротовой рентгенографии значительно меньше, чем при панорамной (Dula K. et al., 2001). Поэтому для детализации периимплантатных костных изменений, когда возникала необходимость в проведении рентгенологического исследования, учитывали указанную пропорцию риска рентгеновского облучения. Если удавалось оценить периимплантатые костные изменения серией внутриротовых снимков не более 5, то ей отдавали предпочитение в рентгенометрическом обследовании костного окружения дентальных имплантатов.

Для получения качественных внутриротовых рентгенснимков мы пользовались дентальным аппаратом для внутриротовых рентгенограмм Infra (Planmeka, Финляндия). Аппарат работает в режиме автоматического выбора параметров рабочего напряжения с сопоставленной производителем запрограммированной силой тока. При этом для метрической определения горизонтальной (l) и вертикальной (h) потери периимплантатнои костной ткани применяли рентгенометрический шаблон (Рис. 1.2.3.1), изготовленный из циркониевого сплава (патент Украины № 48536 от 15.08.2002р .)

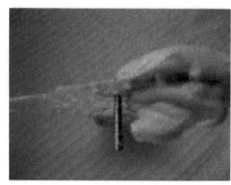 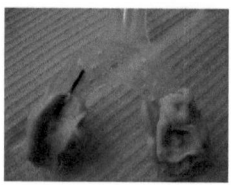

Рис. 2.2.3.1. Внешний вид циркониевого рентгенометрического шаблона.

Рентгенометрический шаблон позволял установить индивидуальные значения l i h костных дефектов с точностью до 0,5 мм. Указанный шаблон присоединяли к радиовизиографа. Съемка проводилась с произвольной фокусного расстояния от тубусовидного центратора внутриротового рентгенаппарата к каждой проекции верхушек дентальных имплантатов при параллельном расположении пластины радиовизиографа и шаблона к мнимой оси еносальной части имплантата. Угол наклона тубуса рентгенаппарата отвечал общепринятой позиции сенсора при параллельной технике выполнения снимков.

На стандартизированных рентгенснимках устанавливали присутствие рентгенологических симптомов костной деструкции по горизонтали (l) и вертикали (h) от места соединения абатмена с еносальним стержнем и наиболее апикально расположенным местом контакта кости с внутрикостной частью имплантата. В связи с изменением рентгенологических показателей от базового уровня в процессе функциональной нагрузки периимплантатнои костной ткани в течение 1-3 летнего срока наблюдения мы определяли значения стандартного различия (σ) параметров l i h периимплантатной костной деструкции с проксимальной и дистальной поверхностей еносальной части имплантатов.

Вычисление проводили согласно формуле :

$$\sigma = \sqrt{\dfrac{\sum (l_2 - l_1)^2 + (h_2 - h_1)^2}{2n}}$$

где

l_2 – метрическое значение горизонтальной составляющей периимплантатной костной деструкции с проксимальной и дистальной сторон еносального стержня через 1-3 года функционирования протезной конструкции;

l_1 - базисный уровень горизонтальной составляющей периимплантатной костной деструкции ;

h_2 - метрическое значение вертикальной составляющей периимплантатной костной деструкции с проксимальной и дистальной сторон еносального стержня через 1-3 года функционирования;

h_1 - базисный уровень вертикальной составляющей периимплантатнои костной деструкции;

n - число двойных (спаренных) замеров l и h.

При оценке рентгенологической картины учитывали высоту и форму вершин межальвеолярных перегородок, выраженность кортикальной пластинки, характер рисунка губчатого вещества кости и состояние остеоинтеграции дентальных имплантатов. Отсутствие потери периимплантатного прикрепления при наличии клинических признаков воспалительного процесса в маргинальных периимплантатных деснах была рентгенологическим объективным подтверждением мукозита. Рост костной потери оценивали как умеренный и выраженный.

При рентгенологическом подтверждении деструкции периапикальной ткани, превышающей значение оптимума потери костной ткани вдоль 1/3 высоты имплантата было рентгенологическим объективным подтверждением развития периимплантита.

1.2.4 Исследование физико-химических показателей импланто-десневой жидкости

На сегодняшний день в современной имплантологии известна роль активных водородных и реактивных кислородных производных (гидроксил пероксид, H^+ и OH^-, радикалы O_2 , O_3) в преципитации неорганических и органических комплексов на поверхностях дентальных имплантатов, которые выступают в ротовую полость (Eliades K., 1987). Установлено, что концентрация указанных производных водородно-кислородных радикалов в жидкости периимплантного сулькуса зависит от периимплантной микробной насыщенности и является предиктором деструктивных процессов при патологии периимплантатного окружения (Panagakos F.S. et all., 1996; Aboyoussef H. et all., 1998) . Вышеуказанное свидетельствует о диагностической информативности концентрации водородных ионов периимплантного окружение для его дополнительной объективной оценки состояния периимплантатних тканей.

Оценка физико-химического показателя импланто-десневой жидкости играет роль маркера наличия или отсутствия воспалительных процессов в периимплантатних тканях. Количественные и качественные изменения состава десневой жидкости возникают раньше, чем клинические диагностические признаки воспаления. В нормальных условиях pH слюны, зубо- и импланто-десневой жидкости является практически нейтральным и составляет примерно 7,0. При наличии воспалительных процессов в ее составе увеличивается концентрация молочной кислоты и равновесие смещается в кислую сторону, то есть значение pH будет ниже, чем 7,0.

Определение показателя концентрации водородных ионов можно осуществить с использованием методики pH-метрии. Для исследования pH-показателей мы использовали микроанализатор типа ABL700 " Radiometer " (Дания) (рис. 1.2.4.1.).

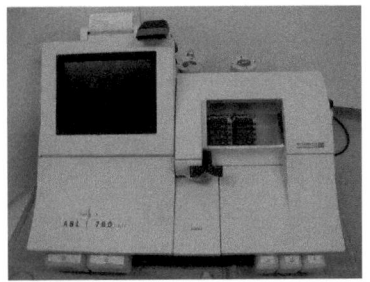

Рис. 2.2.4.1. Внешний вид микроанализатора ABL 700 фирмы "Radiometer" (Дания)

Диапазон pH - метрии, которая проводилась указанным прибором находится в оптимуме от 5,98 до 8,799 единиц с точностью ±0,001 единиц .

Сулькулярная pH-метрия проводилась всем пациентам в ходе стоматологического обследования для уточнения диагноза, а также верификации эффективности лечебных мероприятий. Нормальное значение pH импланто-десневой борозды согласно литературным данным (Schatz S., 2001), составляет 6,8 - 7,1 ед. При начальном развитии воспалительного процесса он снижался до 6,7 - 6,5 ед., а при выраженных - падал до 6,0 ед.

1.2.5 Методики местного лечебного воздействия при периимплантатных воспалительных изменениях

Общепринятые и апробированные схемы лечения пациентов с периимплантитом, профилактика воспалительных изменений периимплантатной среды.

Согласно CIST (Cumulative Interseptive Supportive Therapy, A.Mombelli, N.Lang, 1998), общепринятая схема лечения заболеваний периимплантатной среды включает: механическую очистку поверхности имплантата и протезной конструкции, местную антисептическую терапию, антибиотикотерапию, хирургические методы лечения.

Для лечения выявленных изменений в периимплантатных тканях нами проработаны схемы инструментального и фармакотерапевтических воздействия (схема А1, Б1). Схемы лечебных терапевтических манипуляций применялись в зависимости от диагноза, уставленного согласно значений исследуемых клинико-рентгенологических и инструментальных методов обследования, а для сопоставления эффективности сравнивали с результатами общепринятых комплексов лечения (схема А, Б).

СХЕМА А для контрольной группы. Больному проводилась деконтаминация с использованием аппарата Vector и суспензионного раствора Vector abrasive fluide, проводилась инструкция по эффективной индивидуальной гигиене.

СХЕМА А1 для основной группы. Больному проводилась деконтаминация с использованием аппарата Vector и диспергированного раствора диоксина титана субмикронного размера в озонированной дистиллированной воде, наряду с индивидуальной гигиеной, больному рекомендовали регулярные ежедневные полоскания ротовой полости озонированной дистиллированной водой.

СХЕМА Б для контрольной группы. Больному проводилась ирригация мягких тканей 0,1 % или 0,2 % раствором хлоргекседина биглюконата 10-20мл каждый второй день в течение 21-30 дней.

СХЕМА Б1 для основной группы. Больному проводилась ирригация мягких тканей диспергированным раствором диоксида титана в озонированной дистиллированной воде 10-20мл каждый второй день в течение 21-30 дней.

СХЕМА В. Применялась местная и общая антибиотикотерапия. Местная антибиотикотерапия заключалась в смазывании десен и введении в пародонтальные карманы гидрофильного крема 1% тетрациклина в течение 14 дней. Общая антибиотикотерапия проводилась после местной в течение 7-10 дней. Больным рекомендовали энтерально принимать тетрациклин по 500 мг дважды в день или спирамицин по 500 мг три раза в день без или в соединении с орнидазолом по 500 мг дважды в день.

СХЕМА Г. Включала методику закрытого или открытого кюретажа с помощью пародонтальных кюреток (Grecey, США) без и с помощью гингивотомии, удаление грануляционной ткани, резекцию патологически измененных отделов костных карманов и восстановление утраченного костного объема ксеноаутоостеопластическим биоматериалом с последующей гингивопластикой.

Механические способы очистки заключались в использовании аппарата Vector (Рис.1.2.5.1).

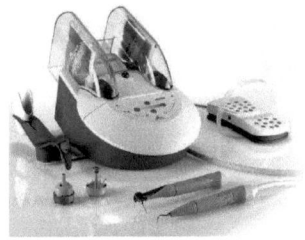

Рис.1.2.5.1 Внешний вид аппарата Vector

Методика обработки поверхностей имплантатов и протезных конструкций заключалась в последовательном выполнении насадкой возвратно-поступательных и круговых движений по 5-6 раз в области каждой поверхности в условиях обильного охлаждения стерильным физраствором или дистиллированной водой. Для очистки периимплантных мягких тканей использовали подметающие движения от основы патологически измененного участка к верхушке 5-7 раз. Далее при необходимости (наличие минерализованных и сплоченных плотных мягкотканных отложений) проводили очиску поверхностей с помощью абразивной суспензии до снятия отложений и ее полировки полировальным раствором. Этот же раствор применяли для окончательного финирования внутренней выстелки периимплантатных мягких тканей. Окончательная механическая очистка, финирование поверхностей имплантатов, протезных конструкций и периимплантатных тканей проводилась мелкодисперсным порошком KaVo-Prophy в сочетании с Vector fluid polish с помощью аппарата Prophy-jet (DentSply, Германия). Струю распыленной эмульсии направляли перпендикулярно имплантатной поверхности и 5-6 последовательно-возвратными движениями очищали поверхности имплантатов и протезных конструкций (Рис.1.2.5.2).

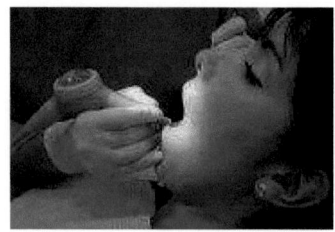

Рис.1.2.5.2 Окончательная очистка и финирование поверхностей имплантатных та протезных структур аппаратом Prophy-jet.

Окончательное финирование поверхностей осуществляли при умеренных (5-7000/мин) оборотах микромотором с угловым наконечником и насаженными на нем мягкими резиновыми цилиндрами, нейтральной пастой нолевой абразивности Hawe-Neos (Coltene, Швейцария). Проводили 5-6 круговых движений за и против часовой стрелки вокруг каждой из очищаемых поверхностей.

В случае отсутствия необходимости проведения дальнейшей медикаментозной очистки, проводили пальцевую кооптацию краев периимплантатных тканей и накладывали изолирующую надесеневую повязку.

Методики медикаментозной очистки поверхностей имплантатов и протезных конструкций и периимплантатных тканей.

Эта методика включала проведение деконтаминации и детоксикации имплантатных структур и периимплантатных тканей.

Суть **методики проведения деконтаминации** заключалась в ирригации мягких тканей 0,1 % или 0,2 % раствором хлоргекседина биглюконата 10-20мл каждый второй день в течение 21-30 дней. Ирригацию антисептиком сочетали с местной аппликацией в зубо-десневые карманы геля «Метрогил Дента» (Юник, Индия) под повязку каждый второй день в течение 21-30 дней.

Суть методики детоксикации заключалась в последовательном, после деконтаминации, использовании сорбирующей композиций, в состав которой входит гидрофильный сорбент высокодисперсный диоксид кремния (Vector abrasive fluide, Durr Dental, Германия), Полисорб и поверхностно-активное вещество Гентаксан. Пропорциональный состав композиции зависит от фазы раневого процесса. В I фазе раневого процесса он состоит из высокодисперсного диоксида кремния 35,0% массы, Полисорб 35,0% массы и поверхностно-активного вещества Гентаксан - 30% массы. На II фазе раневого процесса с высокодисперсного диоксида кремния 25,0% массы, полисорба 25% массы и поверхностно-активного вещества Гентаксан - 50% массы. Применяемую композицию наносили на поверхности периимплантатных тканей, абатмена и прилегающих к десне протезных конструкций с экспозицией в 3-5 минут в течение 3-7 дней в зависимости от выраженности воспаления.

После завершения сеанса детоксикации края десен умеренно сжимали и наносили на десневую повязку гель Метрогил Дента (Юник, Индия).

Суть **методики хирургической очистки поверхностей имплантатов, протезных   конструкций и периимплантатных тканей** заключалась в проведении антисептической обработки операционного поля, инфильтрационного обезболивания места вмешательства.

После достижения обезболивания проводили лоскутные разрезы согласно способу Ramfjord - вертикального кристального (1), вертикального интрасулькулярного (2) и горизонтального отсекающего (3), после чего проводили аккуратное отслоение слизисто-надкостничных лоскутов (Рис.1.2.5.4).

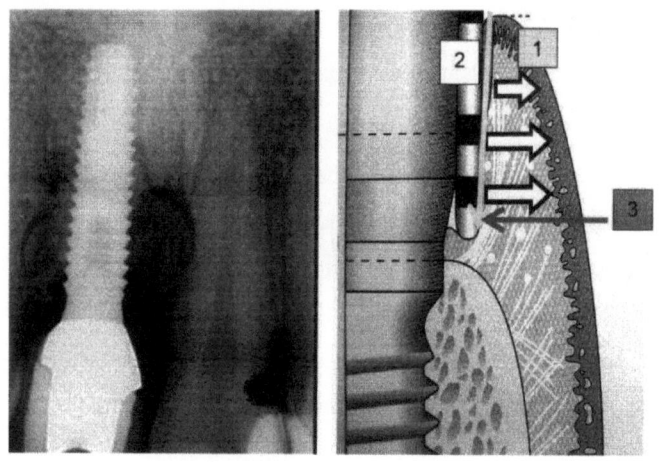

Рис.1.2.5.4 Экономная периимплантатная резекция за Ramfjord

После частичного удаления патологически измененных десен,оголения слизисто-надкостничных лоскутов, проводили остеопластику (а) или остеоэктомию (в) патологически измененной кістной ткани (Рис.1.2.6.5).

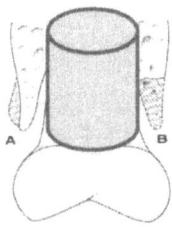

Рис.1.2.6.5. Костнопластические вмешательства в области периимплантатной костной ткани.

После этого повторно проводили в границах хирургически санированных тканей механическую и медикаментозную очистку согласно предлагаемой методики, осуществляли автоостеопластику или аллопластику, устанавливали барьерную мембрану и накладывали швы.

В **предложенной нами схеме лечения** тканей периимплантатной среды методика проведения деконтоминации заключалась в постоянном промывании периимплантных тканей и импульсной ирригации в течение 1-2 минут каждой из инфекционно загрязненной поверхности имплантата и протезной конструкции озонированным раствором с ионами диоксида титана в стерильной дистиллированной воде с концентрацией озона 12 мг/л, диоксида титана 0,05%. Указанная концентрация не вызывала местно раздражающего действия и имела высокие антисептические и сорбционные свойства. Периимплантатные ткани, поверхности имплантатов и прилегающих к маргинальным частям десен протезные конструкции промывали аналогичным способом каждый день, но не более 5-7 суток, в зависимости от скорости очищения раны. При наружном применении высоких концентраций газообразного озона и озонированных растворов проявляются его мощные окислительные свойства, направленные против микроорганизмов. Кроме того, озон является более эффективным во влажной среде, так как при распаде озона в воде создается высокореакционный гидроксил-радикал. Озон убивает все виды бактерий, вирусов, грибов и простейших. При этом, в отличие от большинства антисептиков, озон не вызывает существенного разрушительного и раздражающего воздействия на ткани, поскольку клетки макроорганизма имеют собственную антиоксидантную систему защиты. По механизму биоцидного действия озонированая вода подобна газовой плазме, а продуктами ее деградации являются исходные вещества, т.е. слабо минерализованная абсолютно безвредна вода. Озонированные растворы обладают бактерицидными свойствами при концентрации озона в растворе 12-20 мг/л. В этом случае погибает до 88,1% колоний микробных штаммов, вызывающих инфекционно-воспалительные процессы зубочелюстной системы (Барыло А.С., 2008).

Установлено, что диспергированный раствор диоксида титана субмикронного размера в дистиллированной озонированной воде обеспечивает отличную сорбцию микроорганизмов и их токсинов, продуктов распада тканей, токсических метаболитов, локализацию их в ране и следующую элиминацию из очага воспаления. Использование озонированной дистиллированной воды с диоксидом титана субмикронного размера в аппарате Vector вместо суспензионного раствора Vector-abrasiv fluid позволяет создать на поверхности дентального имплантата наноструктурное порошковое покрытие, поскольку под действием ультразвука происходит ускорение химических реакций и твердофазной диффузии, что сопровождается прочным сцеплением металлической матрицы с наночастицами. Кроме того, тонкая пленка диоксида титана на поверхности имплантата обладает антибактериальной активностью (М.С.Ермолаева, 2010; Н.А.Чижов, 2011; С.Ф.Забелин, 2011).

Озонирование воды достигали с помощью многофункционального озонатора модель 101 (Украинская электротехническая корпорация «АСКО - УКРЕМ») в режиме, установленном инструкцией производителя до концентрации озона 12 мг/л.

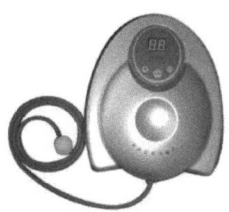

Рис.2.2.5.7 Внешний вид озонатора АСКО-УКРЕМ модель 101

В озонированную дистиллированную воду вводили порошок диоксида титана (рутил) субмикронного размера (d.4,230нм), чистотой 99,9+% из расчета получения концентрации 0,05%. Его синтезировали методом осаждения. Порошок легко диспергированной в воде с образованием жидкости молочно-белого цвета, впоследствии медленно (в течение часов) седиментирует. В жидкой среде наночастицы диоксида титана агрегируют с образованием комплекса субмикронного размера. Основное его преимущество-нетоксичность и безвредность .

На основании изложенных научных данных АОЗТ " Фармацевтическая фирма "ФарКоС" совместно с ЗАО НПЦ "Борщаговский химико-фармацевтический завод" разработали и внедрили в медицинскую практику оригинальный препарат Гентаксан. Он защищен патентом Украины. На сегодня этот препарат по своей научной новизне и клинической эффективности не имеет аналогов в мире.

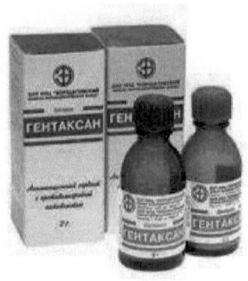

Рис.2.2.5.8 Комбинированный антимикробный препарат «Гентаксан»

Гентаксан - первый препарат на основе применения полиметилсилоксана как аппликационного сорбента с иммобилизованным на нем антибиотиком (гентамицина сульфат 0,025г) и координационным комплексом (цинк-триптофан 0,025г). Проведенные клинические исследования показали, что препарат Гентаксан производит пролонгированное антимикробное и сорбционно-дезинтоксикационное действие. Препарат активен в отношении многих грамположительных и грамотрицательных микроорганизмов. Аппликационная терапия гентаксаном на 3 - 4 сутки уменьшает количество микробов в ране до наименьшего уровня (102-103 мо/ч), ускоряет переход фазы гидратации в фазу дегидратации, чем предотвращает развитие возможных гнойно-септических осложнений. Препарат обладает высокой сорбционной активностью в отношении гидрофобных веществ, сорбирует токсические продукты жизнедеятельности микроорганизмов, низкомолекулярных токсических метаболитов тканей (пировиноградную и молочную кислоты, перекисные соединения, продукты окисления аминокислот, полипептиды, липиды и др.), продукты дегидратации фибрина. Гентаксан уменьшает проявления местной и общей интоксикации, местного воспаления, имеет дренажное и противоотечное действие, обеспечивает хороший уровень микроциркуляции и газообмена в ране. Ускоряет (в среднем на 3-5 дней) очищение раны и переход дегенеративно-воспалительного процесса в репаративный. Гентаксан стимулирует рост грануляционной ткани. Отмечено, что величина pH выделений из раны, равная 6,0 - 6,5 ммоль/л до применения

26

Гентаксана, меняется в щелочную сторону, достигая 7,5 - 7,8 ммоль/л, и удерживается на таком уровне в течение всего периода лечения, способствуя улучшению процесса заживления раны.

Профилактические методики санации тканей периимплантатной среды, имплантатных поверхностей и протезных конструкций.

Профилактический уход за тканями периимплантной среды осуществлялся пациентами индивидуально и лечащим врачом профессионально.

Индивидуальный гигиенический уход заключался в демонстрации на моделях и видео-сюжете, обучении и проверке выполнения индивидуальной очистки пациентом периимплантной среды. После очистки пациентам рекомендовали проводить ополаскивания ротовой полости и ротовые ванночки ополаскивателем. Для дополнительной очистки рекомендуется использовать электрические зубные щетки, зубные суперфлосы, мягкие межзубные щеточки т.п. Мотивированность и тщательность гигиенической очистки проверяется в течение первого месяца после первичного инструктажа и обучения пациента.

Профессиональная гигиеническая очистка осуществлялась с обязательным проведением общегигиенических скалинга и кюретажа и контролем окклюзионных соотношений. Профессиональная гигиеническая очистка периимплантных тканей, абатмена и прилегающих к десне протезных конструкций предусматривала при необходимости проведение повторной механической и медикаментозной очистки. При отсутствующих изменениях в периимплантатных тканях профессиональную гигиеническую очистку проводили 1 раз в 8-12 месяцев, не соблюдая постоянно данной периодичности. При начальных, невыраженных изменениях проводили гигиенический послеуход в полном объеме каждые шесть месяцев, но следуя постоянно данной периодичности. При манифестированной форме изменений в периимплантатных тканях мы рекомендуем проводить не только гигиеническую очистку, но механическую и медикаментозную детоксикацию, тщательно соблюдая периодичность каждые три месяца. При тяжелых формах изменений в периимплантатных тканях рекомендуется стандартный гигиенический сервис, механическая, медикаментозная очистка тканей каждый месяц и хирургическая (при необходимости). Рекомендуем постоянно проводить мониторинг клинико-рентгенологических и pH-метрических показателей.

1.2.6 Распределение пациентов по группам наблюдения

Все пациенты были разделены на основную (48 чел.) и контрольную (48 чел.) группу. Пациентам контрольной группы проводили стандартное лечение, которое включало: механическую очистку поверхности дентального имплантата акриловым инструментом, аппаратом Vector, местную антисептическую и антибактериальную терапию с использованием 0,2% раствора хлоргекседина биглюконата, устранение воспалительно измененных периимплантатных тканей с помощью кюретажа, хирургические вмешательства на периимплантатных тканях в сопровождении остеопластических техник. Лечебная схема пациентов основной группы включала проведение деконтаминации, антисептической и антибактериальной терапии с использованием диспергированного раствора диоксина титана субмикронного размера в озонированной дистиллированной воде. Идентичность исследуемых признаков пациентов обеих групп была достоверной (Р>0,05).

В соответствии с результатами клинического обследования все пациенты были разделены на следующие группы.

У пациентов группы I определяли гиперемию в периимплантатных деснах вокруг одной -двух поверхностей дентального имплантата, наличие гипертрофии пришеечного контура десен. У этих пациентов была обнаружена локальное кровотечение (1-2 балла) вокруг одной из поверхностей имплантатов при полной интактности импланто-десневого прикрепления. Значение pH импланто-десневой жидкости в пределах 6,798-6,863, на внутриротовых рентгенограммах мы не обнаружили признаков какой-либо периимплантатной костной деструкции.

У пациентов II группы после функциональной нагрузки протезных конструкций, фиксированных в дентальных имплантатах , мы обнаружили гиперемию периимплантатных десен вокруг 2-3 поверхностей мезоструктуры имплантатов с изменением контуров их края и появлением рыхлой консистенции до границы с подвижной слизистой альвеолярного отростка челюсти. При этом наблюдалась как линейное, так и точечное умеренное кровотечение только при зондировании импланто-десневых карманов (1-2 балла). Гигиенический индекс мезоструктуры имплантатов и протезных конструкций изменялся в пределах 2 ± 1 балла при потере импланто-десневого прикрепления вокруг одной из поверхностей имплантатов и глубине периимплантатного кармана $2\pm0,5$мм. Значение pH импланто-десневой жидкости в пределах 6,643-6,768. На прицельных рентгенограммах мы наблюдали у пациентов вертикальную костную деструкцию вокруг медиально-дистальных поверхностей эносальной части имплантатов в пределах до 1мм. У пациентов мы обнаружили горизонтальную костную деструкцию костной ткани вокруг дистальных поверхностей имплантатов в пределах 1мм.

III группу составили пациенты, у которых после функциональной нагрузки протезных конструкций, фиксированных на дентальных имплантатах, мы наблюдали зональные изменения десен вокруг имплантатов с потерей нормального их строения. Значение pH импланто-десневой жидкости в пределах 6,502-6,687. Эти изменения сочетались с линейным и умеренным кровотечением при зондировании импланто-десневых карманов вокруг всех поверхностей имплантов (2-3 балла). Гигиеническое состояние мезоструктуры имплантатов и протезных конструкций характеризовалось выраженными отложениями (3 балла) при потере импланто-десневого прикрепления около трех поверхностей коронковой части с глубиной кармана, составлявшей 3 ± 1мм. На прицельных рентгенограммах у всех пациентов этой группы мы наблюдали вертикально-горизонтальную форму периимплантатной костной резорбции в пределах 1-2мм.

У пациентов IV группы были выявлены выраженные воспалительные изменения периимплантатных десен. Установлено также гиперемию краевой и прикрепленной частей десны с потерей гирляндоподобного контура. При зондировании периимплантатного сулькуса в указанной группы пациентов было установлено наличие карманов глубиной 7±2мм, потерю импланто-десневого прикрепления около трех стенок мезоструктуры имплантата, умеренно профузное кровотечение (3 балла). При объективном обследовании выявлено наличие мягкотканно-минерализованных отложений на всех поверхностях мезоструктуры имплантатов (4 балла). Значение pH импланто-десневой жидкости в пределах 6,129-6,415. На прицельных рентгенограммах у пациентов данной группы выявили наличие вертикально-горизонтальных периимплантатных дефектов размером 1,5±0,5мм.

У пациентов V группы мы наблюдали сильно выраженные воспалительные изменения периимплантатных десен с выраженной гиперемией, отеком и местами с обнажением внутрикостной части имплантата вследствие рецессии. Зондирование периимплантатной борозды позволило выявить глубокие костные карманы более 4мм с потерей прикрепления тканей на всем протяжении, спонтанное кровотечение и значительные, в основном минерализованные, отложения как в области эносального стержня, так и мезоструктуры . Значение pH импланто-десневой жидкости в пределах 5,980-6,043. На прицельной рентгенограмме выявлено вертикально-горизонтальную резорбцию костной ткани, доходившей до половины эносального стержня имплантата.

2. РЕЗУЛЬТАТЫ ИССЛЕДОВАНИЙ
2.1. ЭКСПЕРИМЕНТАЛЬНЫЕ ИССЛЕДОВАНИЯ
2.1.1 Результаты исследования микробной контаминации титановой пластинки

Временные съемные протезы с заполимеризованной титановой пластинкой были применены у 30 пациентов в возрасте от 20 до 53 лет при дистально ограниченных дефектах зубных рядов.

Результаты клинической оценки отложений на поверхности титановой пластинки позволили установить, что практически отсутствуют случаи, которые могли бы соответствовать ранговому балла 0.

В шести случаях (20%) мы обнаружили в исследуемых пациентов контаминированность титановой пластинки, соответствующую значению 1 балльной оценки (Рис.2.1.1.1).

В пятнадцати случаях (50%) мы наблюдали бактериальные отложения на поверхности титановой пластинки, которая отвечала органолептическим признакам 2 балльной оценки (Рис.2.1.1.2) .

В девяти случаях (30%) были выявлены массивные отложения поверхности исследуемой пластинки титана, которые приравнивались к 3 балльной оценке (Рис.2.1.1.3).

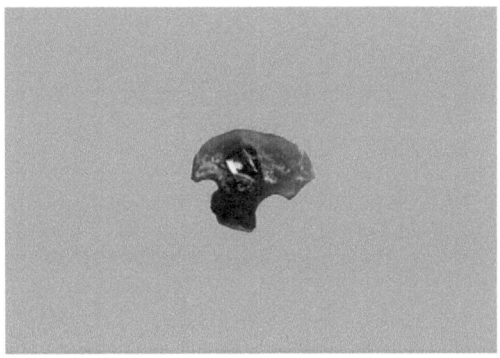

Рис.2.1.1.1 Контаминированность титановой пластинки, которая отвечает 1 бальной оценке

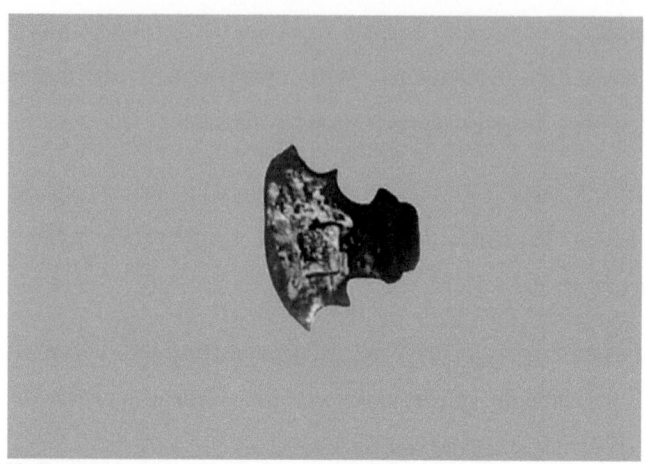

Рис.2.1.1.2 Контаминированность титановой пластинки, которая отвечает 2 бальной оценке

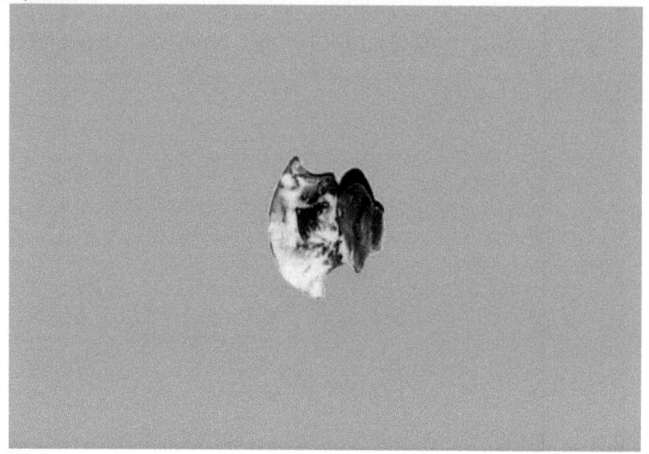

Рис.2.1.1.3 Контаминированность титановой пластинки, которая отвечает 3 бальной оценке

Следует отметить также, что бактериальная пластинка исследуемой поверхности титана, соответствующщая 3 баллами, характеризовалась лучшей адгезией к металлу, она тяжелее удалялась с поверхности и была более однородной консистенции по всей металлической поверхности.

Таблица 2.1.1.1
Оценка степени отложений поверхности исследуемой титановой пластинки зависимо от органолептических особенностей пленки.

Характеристика отложений титановой поверхности	Бальна оценка	Количество	%
Отсутствие отложений по всей поверхности титановой пластинки	0	0	0
Наблюдаются единичные, в основном разграниченные отложения, преимущественно в местах перехода пластинки в пластмассу, мягкотканной консистенции, легкоподатливые к отслоению, с блестящей поверхностью титакна после их снятия	1	6	20
Наблюдаются сплоченные в массив отложения, достигающие центра экспериментальной пластинки, преимущественно мягкотканной консистенции, снятие которых не требует усилий, после чего наблюдается тусклый блеск подлежащего металла	2	15	50
Наблюдается сплошное заселение металлической поверхности минерализованными отложениями, снятие которых требует незначительных, но дополнительных усилий, тусклый блеск подлежащего металла	3	9	30

Из результатов анализа первичных посевов из титановых пластинок после 10-дневного функционирования в обследованных пациентов контрольной группы выявлено, что во всех случаях встречаются такие представители микробных возбудителей как Streptococcus mitis и Streptococcus sanguis (Ркз>0,01).

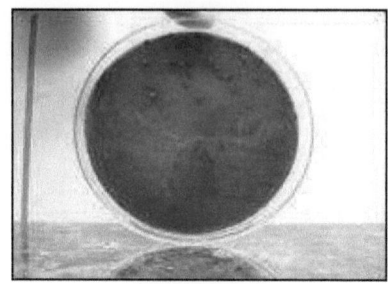

Рис.2.1.1.4 Streptococcus mitis та Streptococcus sanguis высеянные с титановых пластинок после их 10 дневного функционирования в ротовой полости.

Наблюдалась зависимость увеличения колонизации в первичном посеве с увеличением насыщения поверхности титановой пластинки микробной пленкой (более 50% обнаруженных колоний в первичном посеве при 3-балльной клинической оценке степени насыщения).

В 11 случаях (36,7%) выявлен также микробный представитель Actionomyces actinomycetemcomitans (Ркз>0,01). Этот микробный представитель встречается при наличии у пациента клинических признаков гингивита и пародонтита. Колонизация росла вместе с увеличением насыщения титановой пластинки микробной пленкой.

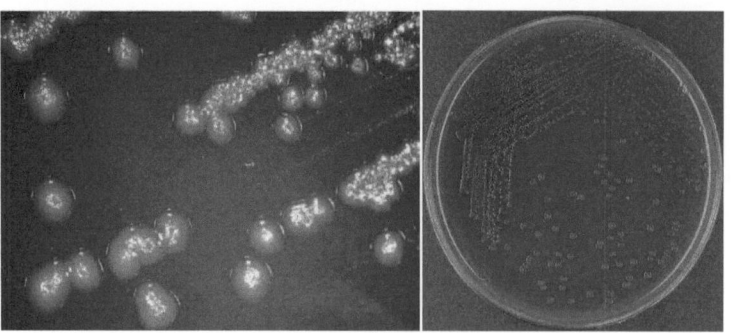

Рис.2.1.1.5 Actionomyces actinomycetemcomitans высеяный с титановых пластинок после их 10 дневного функционирования в ротовой полости

Практически во всех первичных посевах исследуемых случаев было установлено 5-20 выявленных колоний таких аэробных микроорганизмов как Actionomyces viscosus и Actionomyces odontoliticus (Ркз <0,05).

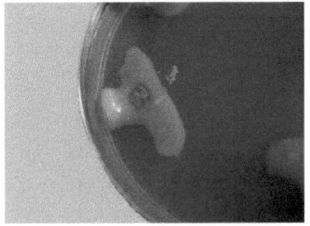 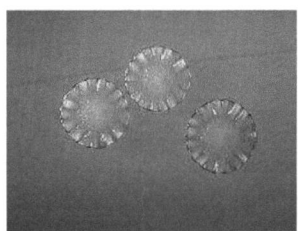

Рис.2.1.1.6 Actionomyces viscosus та Actionomyces odontoliticus, высеяные с титановых пластинок после их 10 дневного функционирования в ротовой полости.

В 65-75% обстежених виявлено в первинних посівах з платівки титанової пластинки 5-20% мікробних колоній Streptococcus uberis та Streptococcus intermedius (Ркз < 0,05).

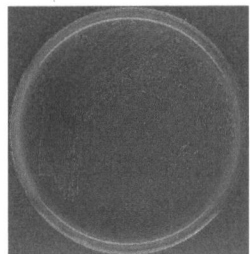 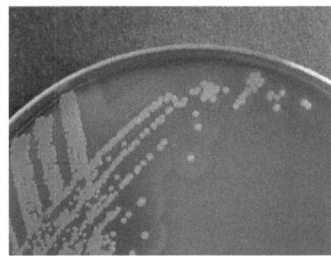

Рис.2.1.1.7 Streptococcus uberis та Streptococcus intermedius, высеяные с титановых пластинок после их 10 дневного функционирования в ротовой полости.

Что касается представителей анаэробной микрофлоры, следует отметить, что в 85% случаев в первичном посеве с металлической пластинки высевали Rothia dentocariosa (Ркз=0,01), и лишь в 50% случаев мы обнаруживали Veilionella parvula (Ркз<0,05).

Как в первом, так и во втором случае, высевали лишь незначительное количество, что составляло 5-20 колоний. Не было также выявлено зависимости количества колоний от насыщения поверхности титановой пластинки микробной пластинкой (таб. 2.1.1.2.).

Таблица 2.1.1.2.

Количественные и видовые показатели микробного насыщения титановой пластинки

	Act. Actinomyce-temcomitans	Act. viscosus	Act. odonto-liticus	Rothia dento-cariosa	Veili onella parvula	Strept. mitis	Strept. sanguis	Strept. uberis	Strept. inter-medius	Strept. gordonii
1	+	+	++	+		+++	+	+		+
2		+	+	+	+	++	+		+	+
3		+	+	+		++	++	+	+	+
4	+	+	+		+	+++	+	+	+	+
5		++	+	+	+	++	+	+		+
6		+	+	+	+	++	+++		+	+
7		+	+	+		++	+	+		+
8	+++	+	+	+	+	+++	+++		+	+
9		+	+	+	+	++	++	+	+	+
10		+	+		+	++	+	+	+	+
11	++	+	+	+		++	+++			+
12		+	+	+	+	++	+	+	+	+
13		+	++	+		++	+		+	+
14		++	+	+	+	+++	++	+		+
15		+	+	+		++	+		+	+
16	+++	+	++	+		++	+	+	+	+
17	++	++	+	+		+++	+++	+		+
18		+	+	+	+	++	++		+	+
19		+	+			+++	+	+		+
20	+	+	+	+	+	++	+++	+	+	+
21		+	+	+		++	+		+	+
22		++	+			++	+			++
23	++	+	+	+	+	++	++	+	+	+
24		+	+	+	+	++	+	+		+
25		+	+	+		++	+		+	+
26	+	+	+	+		++	+		+	+
27		++	+	+	+	+++	+	+		+
28		+	+	+		++	++		+	+
29	+	+	+	+	+	++	++	+		+
30	+++	+	++	+	+	++	+++	+	+	++

+   5-20 выявленных колоний в первичном посеве

+ +   20-50 выявленных колоний в первичном посеве

+ + +   более 50 выявленных колоний в первичном посеве

Діаграмма 2.1.1.1 Количественые и видовые показатели микробного насыщения титановой пластинки

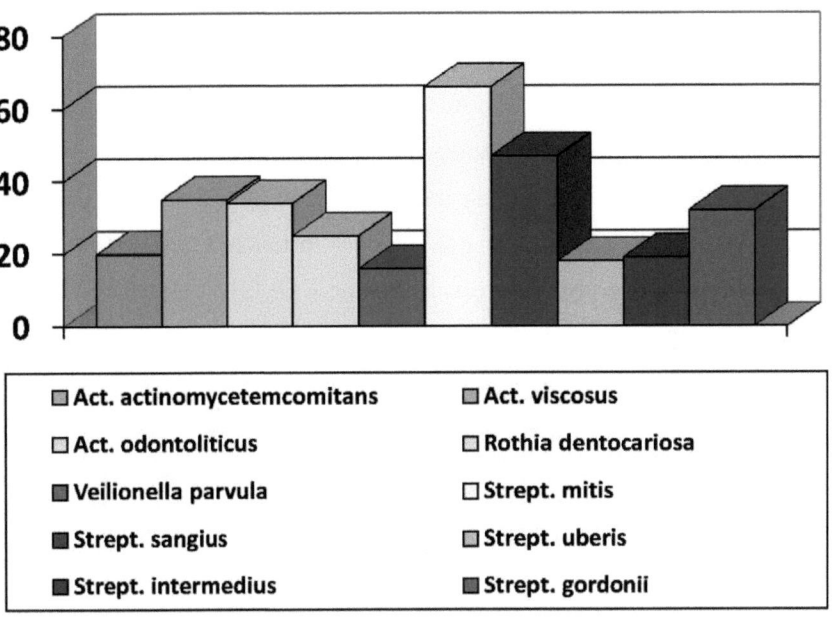

- ☐ Act. actinomycetemcomitans
- ☐ Act. odontoliticus
- ☐ Veilionella parvula
- ☐ Strept. sangius
- ☐ Strept. intermedius
- ☐ Act. viscosus
- ☐ Rothia dentocariosa
- ☐ Strept. mitis
- ☐ Strept. uberis
- ☐ Strept. gordonii

2.1.2 Результаты антисептической обработки поверхности титановой пластинки с разной степенью микробной контаминации

Механическую очистку поверхности титановой пластинки проводили с использованием акриловых инструментов (15 пациентов) и аппарата Vector (15 пациентов).

После инструментальной очистки поверхности титановых пластинок с помощью акриловых инструментов клинически наблюдали тусклый блеск поверхности, единичные минерализованные отложения. Микробиологическое исследование показало уменьшение стрептококковой микрофлоры (Streptococcus mitis, 5-20 колоний в 8 случаях (Ркз < 0,05), 20-50 колоний в 7 случаях (Ркз<0,05), Streptococcus sanguis 5-20 колоний в 11 случаях (Ркз = 0,05), в 4 случаях - 20-50 колоний (Ркз<0,05), Streptococcus uberis 5-20 колоний в 8 случаях (Ркз<0,05), Streptococcus intermedius 5-20 колоний в 4 случаях (Ркз<0,05), Streptococcus gordonii 5-20 колоний в 8 случаях (Ркз<0,05)) и актиномицетов (Actionomyces actinomycetemcomitans 5-20 колоний в 2 случаях (Ркз = 0,01), 20-50 колоний в 1 случае (Ркз<0,05), Actinomices viscosus 5-20 колоний в 13 случаях (Ркз>0,01), Actionomyces odontoliticus 5-20 колоний в 10 случаях (Ркз>0,01)), анаэробной микрофлоры (Rothia dentocariosa 5 -20 колоний в 9 случаях (Ркз<0,05), Veilionella parvula 5-20 колоний в 5 случаях (Ркз<0,05)).

Данные микробного насыщения поверхности титановой пластинки после ее механической очистки представлены в таблице 2.1.2.1.

Таблица 2.1.2.1.
Количественые и видовые показатели микробного насыщения титановой пластинки после проведения ее очистки акриловим инструментом.

	Act. Actinomyce-temcomitans	Act. viscosus	Act. odonto-liticus	Rothia dento-cariosa	Veili onella parvula	Strept. mitis	Strept. sanguis	Strept. uberis	Strept. inter-medius	Strept. gordonii
1		+	+			+	+	+		+
2		+		+		+	+			
3	+	+	+	+		++	+	+		+
4		+	+		+	+	++	+	+	+
5				+	+	++	+			
6		+	+		+	+	+		+	+
7		+	+	+		+	+	+		
8		+				++	+			+
9	+	+	+	+	+	++	++	+	+	
10		+				+	+	+		
11	+	+	+	+		++	+			+
12		+	+	+		+	+	+		
13		+	+			+	+		+	+
14	++	+	+	+	+	++	++	+		
15				+		++	++			+

+   5-20 выявленных колоний в первичном посеве
++   20-50 выявленных колоний в первичном посеве
+++ более 50 выявленных колоний в первичном посеве

Диаграмма 2.1.2.1. Количественые и видовые показатели микробного насыщения титановой пластинки после проведения ее очистки акриловим инструментом.

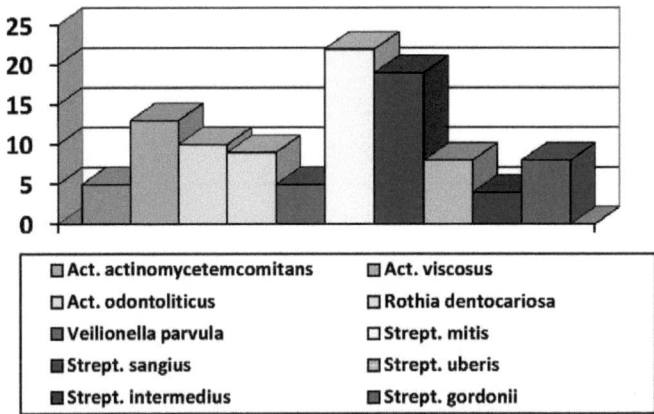

После очистки поверхности титановых пластинок с помощью аппарата Vector клинически наблюдали тусклый блеск поверхности. Микробиологическое исследование показало значительное уменьшение стрептококковой микрофлоры (Streptococcus mitis, 5-20 колоний в 5 случаях (Ркз < 0,05), 20-50 колоний в 4 случаях (Ркз < 0,05), Streptococcus sanguis 5-20 колоний в 7 случаях (Ркз=0,05), в 2 случаях - 20-50 колоний (Ркз<0,05), Streptococcus uberis 5-20 колоний в 6 случаях (Ркз<0,05), Streptococcus intermedius 5-20 колоний в 4 случаях (Ркз<0,05), Streptococcus gordonii 5-20 колоний в 6 случаях (Ркз<0,05)) и актиномицетов (Actionomyces actinomycetemcomitans 5-20 колоний в 2 случаях (Ркз<0,05), Actinomices viscosus 5-20 колоний в 9 случаях (Ркз>0,01), Actionomyces odontoliticus 5-20 колоний в 7 случаях (Ркз>0,01)), анаэробной микрофлоры (Rothia dentocariosa 5-20 колоний в 8 случаях (Ркз<0,05), Veilionella parvula 5-20 колоний в 5 случаях (Ркз<0,05)). Данные микробного насыщения поверхности титановой пластинки после ее механической очистки аппаратом Vector представлены в таблице 2.1.2.2.

Таблица 2.1.2.2.
Количественые и видовые показатели микробного насыщения титановой пластинки после проведения ее очистки аппаратом Vector.

	Act. Actinomyce-temcomitans	Act. viscosus	Act. odonto-liticus	Rothia dento-cariosa	Veili onella parvula	Strept. mitis	Strept. sanguis	Strept. uberis	Strept. inter-medius	Strept. gordonii
1		+				+	+	+		+
2		+		+			+			
3	+	+	+	+		++		+		+
4		+			+	+			+	
5					+	++	+			
6		+	+		+				+	+
7		+	+	+				+		
8						+	+			+
9	+	+	+	+	+	++	++	+	+	
10						+				
11		+	+	+			+			+
12				+		+		+		
13		+	+				+		+	+
14	+	+		+	+	++	++	+		
15				+		+	+	+		

+   5-20 выявленных колоний в первичном посеве

+ +   20-50 выявленных колоний в первичном посеве

+ + +   более 50 выявленных колоний в первичном посеве

Диаграмма 2.1.2.2. Количественые и видовые показатели микробного насыщения титановой пластинки после проведения ее очистки аппаратом Vector.

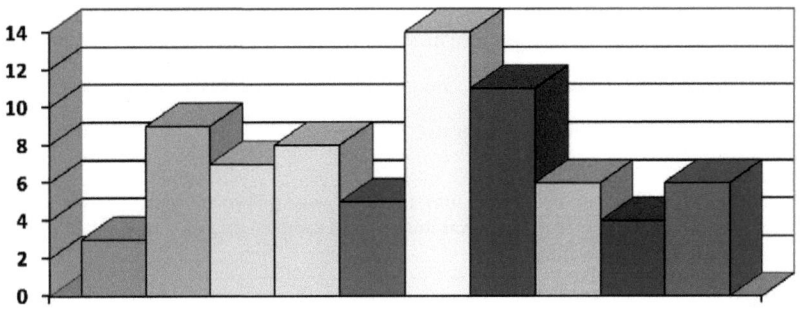

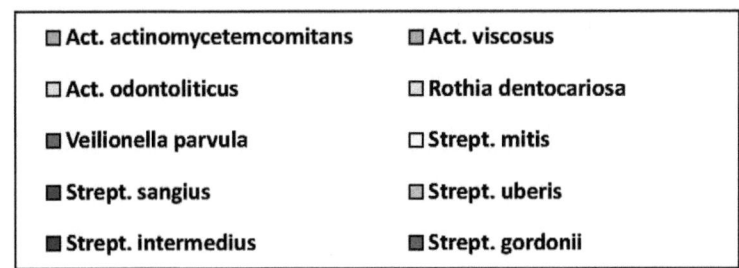

После проведения механической и медикаментозной очистки поверхности титановой пластинки с помощью 0,2 % раствора хлоргекседина биглюконата клинически отмечали визуально чистую блестящую поверхность. Однако микробиологическое исследование указывало на недостаточную очистку поверхности титановой пластинки от бактериальной пленки. Имеющиеся Actinomyces actinomycetemcomitans 5-20 колоний в 1 случае (Ркз<0,05), Actinomyces viscosus 5-20 колоний в 4 случаях (Ркз=0,05), Actionomyces odontoliticus 5-20 колоний в 4 случаях (Ркз<0,05), Streptococcus mitis 5-20 колоний в 4 случаях (Ркз<0,05), Streptococcus gordonii 5-20 колоний в 5 случаях (Ркз<0,05), Streptococcus sanguis 5-20 колоний в 4 случаях (Ркз=0,05), Streptococcus uberis 5-20 колоний в 1 случае (Ркз<0,05), Streptococcus intermedius 5-20 колоний в 2 случаях (Ркз<0,05), Rothia dentocariosa 5-20 колоний в 3 случаях (Ркз<0,05), Veilionella parvula 5-20 колоний в 4 случаях (Ркз<0,05). Причем , это было характерно как для случаев с мягкотканными, так и с минерализованными отложениями. Данные микробного насыщения поверхности титановой пластинки после ее инструментальной и медикаментозной очистки с помощью 0,2% раствора хлоргекседина биглюконата представлены в таблице 2.1.2.3.

Таблица 2.1.2.3.
Количественные и видовые показатели микробного насыщения титановой ластинки после ее инструментальной и медикаментозной очистки 0,2% раствором хлоргекседина биглюконата

	Act. Actinomyce-temcomitans	Act. viscosus	Act. odonto-liticus	Rothia dento cariosa	Veilio-nella parvula	Strept. mitis	Strept. sanguis	Strept. uberis	Strept. inter-medius	Strept. gordonii
1			+							+
2		+					+			
3		+				+				+
4			+		+					
5						+	+			
6					+				+	+
7				+						
8										+
9	+	+			+				+	
10						+		+		
11			+				+			
12				+						
13			+			+				+
14					+		+			
15		+		+						

+   5-20 выявленных колоний в первичном посеве
+ +   20-50 выявленных колоний в первичном посеве
+ + + более 50 выявленных колоний в первичном посеве

Диаграмма 2.1.2.3. Количественные и видовые показатели микробного насыщения титановой ластинки после ее инструментальной и медикаментозной очистки 0,2% раствором хлоргекседина биглюконата

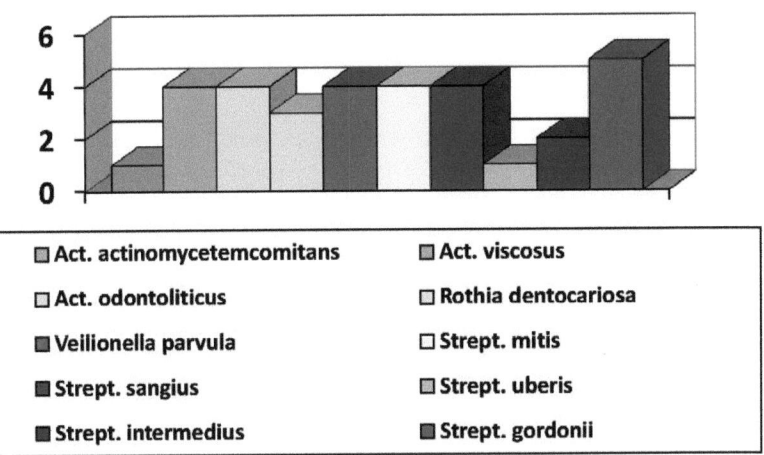

Act. actinomycetemcomitans   □ Act. viscosus

□ Act. odontoliticus   □ Rothia dentocariosa

■ Veilionella parvula   □ Strept. mitis

■ Strept. sangius   ■ Strept. uberis

■ Strept. intermedius   ■ Strept. gordonii

После проведения механической и медикаментозной очистки поверхности титановой пластинки озонированным раствором с ионами диоксида титана в стерильной дистиллированной воде микробиологическое исследование показало практическую стерильность последних (таб. 2.1.2.4.).

Таблица 2.1.2.4 Количественные и видовые показатели микробного насыщения титановой пластинки после ее инструментальной и медикаментозной очистки озонированным раствором с ионами диоксида титана в стерильной дистилированной воде

	Act. Actinomyce-temcomitans	Act. viscosus	Act. odonto-liticus	Rothia dento cariosa	Veilio-nella parvula	Strept. mitis	Strept. sanguis	Strept. uberis	Strept. inter-medius	Strept. gordonii
1										+
2										
3						+				
4			+							
5										
6										
7										
8										
9										
10										
11										

12								
13								+
14						+		
15								

+   5-20 выявленных колоний в первичном посеве

+ +   20-50 выявленных колоний в первичном посеве

+ + + более 50 выявленных колоний в первичном посеве

Діаграма 2.1.2.4. **Количественные и видовые показатели микробного насыщения титановой пластинки после ее инструментальной и медикаментозной очистки озонированным раствором с ионами диоксида титана в стерильной дистилированной воде**

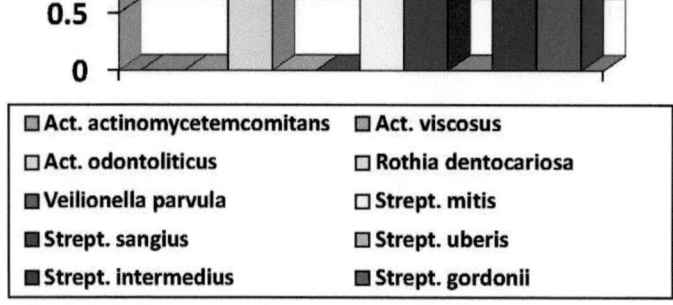

☐ Act. actinomycetemcomitans   ☐ Act. viscosus
☐ Act. odontoliticus   ☐ Rothia dentocariosa
☐ Veilionella parvula   ☐ Strept. mitis
☐ Strept. sangius   ☐ Strept. uberis
☐ Strept. intermedius   ☐ Strept. gordonii

2.2. РЕЗУЛЬТАТЫ КЛИНИЧЕСКИХ ИССЛЕДОВАНИЙ

2.2.1 Схемы лечения периимплантатных изменений в группах наблюдения

По поводу лечения воспалительных периимплантатних изменений в клинику обратилось 96 пациентов (72 женщины, 24мужчины в возрасте 21-65 лет). Все пациенты были разделены на основную (48 чел.) и контрольную (48 чел.) группу. Пациентам контрольной группы проводили стандартное лечение, которое включало: механическую очистку поверхности дентального имплантата акриловым инструментом, использование аппарата Vector, местную антисептическую и антибактериальную терапию с использованием 0,2% раствора хлоргекседина биглюконата, устранение воспалительно измененных периимплантатных тканей с помощью кюретажа, хирургические вмешательства на периимплантатних тканях в сопровождении остеопластических техник. Лечебная схема пациентов основной группы, кроме перечисленных методов лечения включала проведение деконтаминации и детоксикации имплантатных структур и периимплантатных тканей с использованием диспергированного раствора диоксина титана в озонированной дистиллированной воде.

Данные таблицы 2.2.1.1 свидетельствуют, что в проведенных клинических исследованиях доминировала группа пациентов возрастной группы от 35 до 44 лет, за ней располагались пациенты возрастной группы 45-65 лет, а последнее место занимали пациенты младшей возрастной группы от 21 до 34 лет. Вышеуказанный анализ подтверждает общеизвестный факт потребности в имплантологическом лечении пациентов возрастных групп от 35 до 44 лет и от 45 до 65 лет.

Таб. 2.2.1.1 Распределение пациентов по группам клинического обследования.

Клинические группы пациентов	Возрастные группы						Всего по группам.	
	21 - 34		35 - 44		45 - 65			
	абс	%	абс.	%	абс	%	абс.	%
I- С включенными дефектами зубных рядов	14	14,2	16	17,0	8	8,3	38	39,6
II- С концевыми дефектами зубных рядов	5	5,4	8	8,3	8	8,3	21	21,9
III- С включенными и концевыми дефектами зубных рядов	8	8,3	13	13,5	16	16,7	37	38,5
Всего	27	27,9	37	38,8	32	33,3	96	100%

Анализ пациентов различных групп в зависимости от разновидностей дефектов зубных рядов позволил установить, что среди обследованных больных чаще встречаются случаи с включенными, дистально и медиально ограниченными, дефектами зубных рядов (I группа) и комбинированными (включенными и дистально неограниченными дефектами зубных рядов) - III группа.

Установлено также, что у пациентов возрастов 21-34 и 35-44 года доминировали включенные дефекты зубных рядов (14,2% и 17,0% соответственно), а у пациентов старшего возраста (45-65 лет) чаще встречались комбинированные дефекты зубных рядов (16,7 %), при которых была применена имплантологическая терапия.

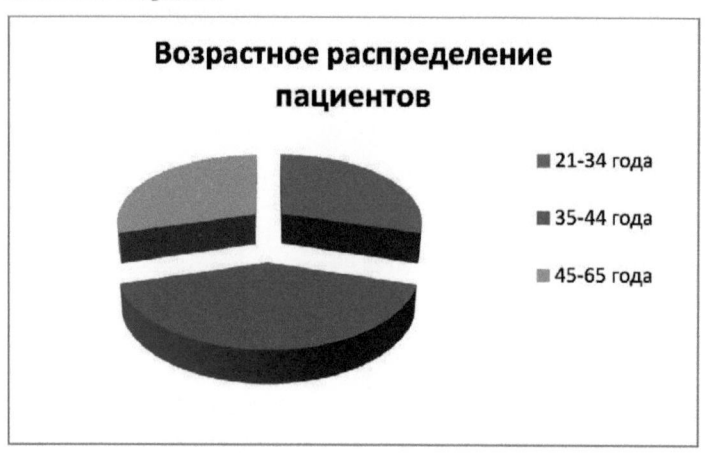

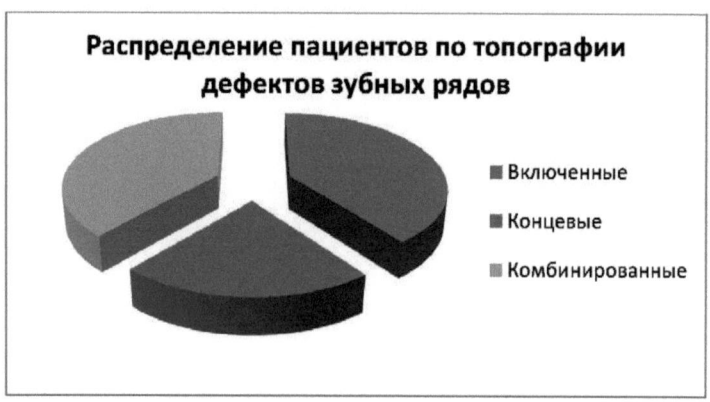

2.2.2 Эффективность схем лечения периимплантита в группах наблюдения

Лечебный процесс считали завершенным и оценивали его результаты по комплексу показателей: 1) субъективные показания пациентов: отсутствие болезненности, кровотечения, ощущение комфортности, стабильности конструкции; 2) объективный клинический осмотр без признаков воспаления - розовые, характерной фактуры десна, отсутствие кровотечения, отложений на поверхности дентальных имплантатов и протезных конструкций, инструментально определялась плотность прилегания слизистой к поверхности имплантата, его стабильность, глубина импланто- десневого соединения не превышала 4мм.

Для объективизации клинической картины прежде всего обращали внимание на динамику значений индекса кровотечения (Таблица 2.2.2.1)

Табл.2.2.2.1 Динамика индекса кровотечения в процессе лечения

Группы обследованных пациентов	Индекс кровотечения				
	Основная группа		Контрольная группа		Достоверность отличия цифровых значений после лечения в группах наблюдения
	До леч-я	После леч-я	До леч-я	После леч-я	P^*
I (n=20)	0,333± 0,067	0,012± 0,009	0,341± 0,054	0,121± 0,089	$P^*>0,05$
	P<0,001		P<0,05		
II (n=19)	1,375± 0,625	0,037± 0,011	1,403± 0,561	0,042± 0,023	$P^*<0,05$
	P<0,001		P<0,001		
III (n=15)	1,625± 0,375	0,039± 0,143	1,579± 0,438	0,057± 0,087	$P^*<0,001$
	P<0,001		P<0,001		
IV (n=14)	2,333± 0,667	0,151± 0,016	2,270± 0,693	0,098± 0,021	$P^*<0,001$
	P<0,001		P<0,001		
V (n=12)	2,750± 0,250	0,023± 0,004	2,762± 0,247	0,024± 0,008	$P^*<0,001$
	P<0,001		P<0,001		

Примечание: Р - достоверность сравнения показателей до и после лечения в группах наблюдения, Р * - показатель достоверности результатов лечения основной группы по сравнению с контрольной.

Данные до и после лечения достоверно отличаются во всех сопоставимых наблюдениях основной группы, однако в группе контроля достоверность не наблюдается в I группе обследуемых пациентов.

Таким образом, по динамике показателя кровотечения схемы лечения, применяемые для основной группы, позволяют эффективнее достичь контроля над воспалительным процессом при заболевании тканей периимплантатного среды.

Состояние гигиены при стоматологических заболеваниях является важным показателем успешности лечения, а также прогностическим показателем стабилизации. Поэтому считали гигиенический индекс (по методике Loë J.- Silness I., 1963) объективным параклиническим верификантом успешности лечения и сравнения эффективности методик лечения (Таблица 2.2.2.2)

Табл.2.2.2.2 Показатели гигиенического индекса в процессе лечения

Группы обследован- ных пациентов	Гигиенический индекс				
	Основная группа		Контрольная группа		Достоверность отличия цифровых значений после лечения в группах наблюдения
	До леч-я	После леч-я	До леч-я	После леч-я	P^*
I (n=20)	1,53±0,13	1,02±0,2	1,55±0,10	1,2±0,09	$P^*>0,05$
	P<0,05		P<0,05		
II (n=19)	1,95±0,04	1,06±0,1	1,94±0,03	1,4±0,1	$P^*<0,05$
	P<0,001		P<0,001		
III (n=15)	2,58±0,12	1,1±0,09	2,60±0,09	1,5±0,2	$P^*<0,05$
	P<0,001		P<0,001		
IV (n=14)	2,81±0,10	1,14±0,1	2,80±0,12	1,6±0,1	$P^*<0,001$
	P<0,001		P<0,001		
V (n=12)	2,86±0,14	1,09±0,12	2,85±0,15	1,2±0,1	$P^*<0,001$
	P<0,001		P<0,001		

Примечание: Р - достоверность сравнения показателей до и после лечения в группах наблюдения, Р * - показатель достоверности результатов лечения основной группы по сравнению с контрольной.

Цифровые показатели свидетельствуют об изменении уровня гигиены в положительную сторону при применении обоих лечебных схем, однако выразительный и статистически достоверный эффект достигнуто благодаря предложенной нами методике лечения.

Клинически прослежены изменения импланто-десневого прикрепления (ИДП) в группах наблюдения после курса лечения. В цифровом виде данные представлены в таблице 2.2.2.3.

Табл.2.2.2.3 Изменение потери импланто-десневого прикрепления в динамическом наблюдении

Группы обследован-ных пациентов	Потеря импланто-десневого прикрепления				
	Основная группа		Контрольная группа		Достоверность отличия цифровых значений после лечения в группах наблюдения
	До леч-я	После леч-я	До леч-я	После леч-я	P^*
I (n=20)	0,2±0,15	0,2±0,08	0,3±0,05	0,2±0,1	$P^*>0,05$
	P>0,05		P>0,05		
II (n=19)	1,5±0,5	0,5±0,25	1,3±0,7	0,6±0,15	$P^*<0,05$
	P<0,05		P<0,05		
III (n=15)	2,5±0,5	0,65±0,15	2,6±0,4	0,7±0,14	P*<0,05
	P<0,001		P<0,001		
IV (n=14)	3,0±0,5	0,7±0,09	3,3±0,6	0,9±0,1	$P^*<0,05$
	P<0,001		P<0,001		
V (n=12)	3,5±0,5	0,4±0,09	3,7±0,4	0,6±0,07	$P^*<0,05$
	P<0,001		P<0,001		

Примечание: Р - достоверность сравнения показателей до и после лечения в группах наблюдения, Р * - показатель достоверности результатов лечения основной группы по сравнению с контрольной.

Потеря ИДП в группе I до лечения не была выраженной и полностью восстановилась после лечения, потому цифровые данные не достоверые, это понятно из исходного диагностического статуса. При выраженных периимплантатных изменениях, имеющих место в диагностических группах II,

III, IV, V удавалось достичь демонстративного восстановления ИДП, что достоверно отражали цифровые значения.

Таким образом, специальным маркером периимплантатной окружающей среды, которым является ИЯП, установлена достоверно большая эффективность предложенных нами схем лечения в основной группе по сравнению с традиционными лечебными схемами в группе контроля.

Прослежены изменения показателя pH импланто-десневой жидкости, который является предиктором деструктивных процессов при патологии периимплантатного окружения. Цифровые данные представлены в таблице 2.2.2.4.

Табл.2.2.2.4 Изменение pH импланто-десневой жидкости в процессе лечения

Группы обследован-ных пациентов	pH импланто-десневой борозды				
	Основная группа		Контрольная группа		Достоверность отличия цифровых значений после лечения в группах наблюдения
	До леч-я	После леч-я	До леч-я	После леч-я	P*
I (n=20)	6,84±0,02	6,99±0,02	6,83± 0,03	6,99±0,09	P*>0,05
	p<0,001		p<0,001		
II (n=19)	6,72±0,03	6,96±0,02	6,71± 0,06	6,91±0,02	P*>0,05
	p<0,001		p<0,001		
III (n=15)	6,61±0,05	6,94±,0,03	6,59± 0,09	6,88±0,02	P*<0,05
	p<0,001		p<0,001		
IV (n=14)	6,30±0,05	6,93±0,02	6,27± 0,14	6,84±0,05	P*<0,05
	p<0,001		p<0,001		
V (n=12)	5,99±0,02	6,99±0,01	6,01± 0,03	6,91±0,02	P*<0,05
	p<0,001		p<0,001		

Примечание: P - достоверность сравнения показателей до и после лечения в группах наблюдения, P * - показатель достоверности результатов лечения основной группы по сравнению с контрольной.

Отклонение показателей уровня pH импланто-десневой жидкости в группах I и II до лечения были незначительными, а следовательно, сравнение цифровых данных - малоинформативное. В группах III, IV, V, где исходное воспалительное состояние было выраженным, достигнут достоверно лучший результат при использовании разработанной нами методики лечения.

Показатели глубины зондирования (Табл.2.2.2.5) в группах инициального поражения периимплантатных тканей улучшились, хотя в цифровых значениях не определено достоверности.

Табл.2.2.2.5 Показатели глубины зондирования в процессе лечения

Группы обследован-ных пациентов	Глубина зондирования				
	Основная группа		Контрольная группа		Достоверность отличия цифровых значений после лечения в группах наблюдения
	До леч-я	После леч-я	До леч-я	После леч-я	P*
I (n=20)	3,33±0,13	3,07±0,07	3,29±0,08	3,05±0,03	P*>0,05
	p>0,05		p>0,05		
II (n=19)	4,15±0,08	3,07±0,06	4,21±0,06	3,16±0,01	P*>0,05
	p<0,001		p<0,001		
III (n=15)	4,90±0,13	3,13±0,08	4,93±0,09	3,48±0,05	P*<0,001
	p<0,001		p<0,001		
IV (n=14)	5,12±0,85	4,10±0,10	5,21±0,87	4,23±0,05	P*<0,05
	p<0,001		p<0,001		
V (n=12)	6,14±0,14	4,04±0,04	6,17±0,09	4,11±0,06	P*<0,05
	p<0,001		p<0,001		

Примечание: P - достоверность сравнения показателей до и после лечения в группах наблюдения, P * - показатель достоверности результатов лечения основной группы по сравнению с контрольной.

Выраженной была динамика в группах III, IV, V, что нашло цифровое подтверждение, а достоверность различий после лечения доказательно представляла большую эффективность применения предложенного нами комплекса лечения.

Рентгенометрические данные (Табл.2.2.2.6) продемонстрировали стабильность цифровых значений в группах наблюдения до и после лечения, что, как отражение состояния костной компоненты периимплантатной среды, интерпретировали как достаточный контроль деструктивных процессов.

Табл.2.2.2.6 Динамика периимплантатных рентгенометрических изменений

Группы обследованных пациентов	Рентгенометрические значения				
	Основная группа		Контрольная группа		Достоверность отличия цифровых значений после лечения в группах наблюдения
	До леч-я	После леч-я	До леч-я	После леч-я	P*
I (n=20)	-; +/ 0,15±0,1	-; +/ 0,05±0,05	-; +/ 0,14±0,1	-; +/ 0,05±0,05	P*>0,05
	P<0,05		P<0,05		
II (n=19)	+/; +/ 0,64±0,06	-; +/ 0,24±0,08	+/; +/ 0,58±0,04	-; +/ 0,27±0,05	P*>0,05
	p<0,001		p<0,001		
III (n=15)	+/; +/ 1,0±0,5	-; +/ 0,47±0,08	+/; +/ 1,1±0,4	-; +/ 0,55±0,07	P*<0,05
	p<0,001		p<0,001		
IV (n=14)	+/; +/ 1,5±0,5	-; +/ 0,77±0,4	+/; +/ 1,4±0,6	-; +/ 0,93±0,3	P*<0,05
	p<0,001		p<0,001		
V (n=12)	+/; +/ 2,0±0,5	-; +/ 0,05±0,05	+/; +/ 1,8±0,7	-; +/ 0,07±0,06	P*>0,05

Примечание: Р - достоверность сравнения показателей до и после лечения в группах наблюдения, Р * - показатель достоверности результатов лечения основной группы по сравнению с контрольной.

В общем, прослеживается общность положительной динамики цифровых показателей состояния периимплантатной окружающей среды после лечения, то есть положительного эффекта достигнуто при ведении всех пациентов. Однако, достоверно лучшие результаты получены при применении разработанной нами методики в группах II, III, IV, которые составили широкий диагностический контингент, особенно по критерию кровотечения - весомого имплантологического симптома, и согласно критерию pH импланто-десневой жидкости - патофизиологического маркера воспалительного процесса.

Анализ цифровых показателей зондирования и рентгенометрических параметров свидетельствовал о стабилизации состояния периимплантатных тканей.

Особенно демонстративными были объективные оценки состояния гигиены: разработаная методика обеспечивала достоверно лучшую гигиену периимплантатного окружения и конструкций, фиксированных на имплантатах.

Анализ представленных данных служит математическим подтверждением оптимальности разработанной методики лечения периимплантатниых заболеваний, особенно при безоперационных схемах терапии, большей эффективности при начальных поражениях, а следовательно - профилактической направленности разработанных мероприятий комплексного контроля состояния периимплантатных тканей.

ВЫВОДЫ

В работе представлено обоснование и решение актуальной задачи современной стоматологии - повышение эффективности лечения и профилактики воспалительных изменений периимплантатной окружающей среды на основании разработки комплекса лечебно-профилактических мероприятий.

1. Проведенные клинико-микробиологические исследования доказывают, что микрофлора ротовой полости является важным и разнообразным источником бактериальной колонизации поверхности пластинки титана, из которого изготавливаются дентальные имплантаты. Обнаружение при микробиологическом исследовании Actinomycens actinomycetemcomitens, с которым связывают развитие воспаления вокруг имплантата, является основанием для проведения лечения.

2. Исследование титановой пластинки после ее механической и антисептической обработки позволили установить, что эффективность ОТДВ соизмерима с эффективностью 0,2% раствора хлоргекседина, а в ряде случаев превышает ее.

3. Разработанная методика дентальной внутриротовой рентгенографии с использованием рентгенометрического шаблона и математический алгоритм определения параметров состояния периимплантатнои костной ткани позволяет повысить точность оценки потери костной ткани вокруг имплантата.

4. Обосновано, разработано систему лечебно-профилактических мероприятий и схем в зависимости от степени поражения периимплантатных тканей с применением оптимизированного контроля контаминации раствором ОТДВ, рекомендовано алгоритм сочетанной инструментально-антисептической очистки поверхностей имплантатов; эффективность схем комплексно верифицирован клинически, объективизирован параклиническими индексами, а также данными лабораторных показателей динамики pH сулькулярнои жидкости.

5. Определение уровня pH жидкости импланто-десневого сулькуса по описанной нами методике является достаточно информативным и доступным методом контроля за состоянием периимплантатных тканей. Его проведение во время плановых осмотров позволяет диагностировать периимплантит на ранних стадиях, когда клинические признаки его еще не манифестированны.

СПИСОК ИСПОЛЬЗОВАННОЙ ЛИТЕРАТУРЫ

1. Ага-заде А. Р. Корригирующая терапия и оценка результатов лечения при дентальной имплантации / Ага-заде А. Р. // Вісник стоматології. – 2009. – № 3. – С. 49-53.

2. Агапов В. С. Комплексная озонотерапия ограниченного вялотекущего гнойного воспаления мягких тканей челюстно-лицевой области / В. С. Агапов, С. Н. Смирнов, В. В. Шулаков, В. Н. Царев // Стоматология. – 2001. – Т. 80, № 3. – С. 23-27.

3. Агапов В. С. Озонотерапия хронических остеомиелитов нижней челюсти / В. С. Агапов, В. В. Шулаков, Н. А. Фомченков // Стоматология. – 2001. – Т. 80, № 5. – С. 14-17.

4. Амхадова М. А. Дентальная имплантация с применением навигационного имплантологического шаблона, изготовленного по технологии CAD/CAM / Амхадова М. А., Игнатов А. Ю.// Стоматология. – 2011. – № 2. – С. 49-54.

5. Базикян Э. А. Принципы прогнозирования и профилактики осложнений при дентальной имплантации (клинико-лабораторное обследование) : автореф. дис. на соискание уч. степени д-ра мед. наук : спец. 14.00.21 «Стоматология» / Э.А. Базикян. – М., 2001. – 38 с.

6. Баранник Н. Г. Изменения pH слюны как защитно-приспособительная реакция организма при различных формах пародонтоза. // В кн.: Системный анализ функциональных проявлений защитных специфических и неспецифических реакций организма. – М., 1980. – С. 114-115.

7. Барило О. С. Оптимізація діагностики та лікування гнійно-запальних захворювань лиця та шиї: автореферат дис. на здобуття наук. ступеня д-ра мед. наук : спец. 14.01.22 – Стоматологія / О. С. Барило ; Інститут стоматології АМНУ. – Одеса, 2008. – 32 с.

8. Барило О.С. Лікування гнійних ран озоновим розчином з іонами срібла / Барило О. С. // Вісник Вінницького національного медичного ун-ту. – 2004. – Т. 8, № 2. – С. 397-399

9. Безрукова И. В. Использование медицинского озона в стоматологии / И. В. Безрукова, А. И. Грудянов // Стоматология. – 2001. – Т. 80, № 2. – С.61-63.

10. Бондаренко И. В. Современные подходы к имунопрофилактике при операциях на лице и дентальной имплантологии / Бондаренко И. В., Сысолятин С. П., Бондаренко О. В. // Российский стоматологический журнал. – 2005. – № 3. – С. 35-40.

11. Виженко Є. Є. Клініко-лабораторна діагностика рівня мікробного обсіменіння в ротовій порожнині у пацієнтів на етапах ортопедичного лікування із застосуванням імплантації / Виженко Є. Є., Король Д. М. // Український стоматологічний альманах. – 2010. – № 5. – С. 69-72.

12. Вовк Ю. В. Клініко-рентгенологічні критерії прогнозу внутрішньокісткових двоетапних зубних імплантатів / Ю. В. Вовк, К. Константіну // Основні стоматологічні захворювання, їх профілактика та лікування : Всеукр. наук.-практ. конф. лікарів-стоматологів : матеріали доп. – Полтава, 1996. – С. 201-202.

13. Вовк Ю.В. Клінічні покази та протипокази до проведення операції еносальної імплантації в стоматологічній та щелепно-лицевій хірургії / Ю. В. Вовк, К. Константіну // Новини стоматології. – 1996. – № 2-3. – С. 11-13.

14. ВОЗ: Стоматологические обследования. Основные методы. 4-е изд-е. ВОЗ, Женева, 1997. - 76 с.

15. Волкова Т.И. Оценка гигиенического состояния тканей протезного ложа у больных после ортопедического лечения с использованием имплантатов / Т.

И. Волкова, А. И. Матвеева, Д. Д. Ширина // Профилактика основных стоматологических заболеваний : Всерос. конф. : тезисы докл. – М., 2003. – С. 90-91.

16. Гигиена полости рта при стоматологической имплантации / С. Ю. Иванов, Э. М. Кузьмина, Э. А. Базикян [и др.] // Нижний Новгород : изд-во НГМА, 2003. – 39 с.

17. Гульман М. И. Механизмы действия и перспективы применения медицинского озона в клинической практике/ Гульман М. И., Винник Ю. С., Перьянова О. В. [и др.] // Первая краевая.— Красноярск, 2001.— №9.

18. Данилевский Н. Ф. Теоретические предпосылки возможности регуляции репаративной регенерации околозубных тканей при их воспалении / Н. Ф. Данилевский, Н. А. Колесова // Вісник стоматології. – 1996. – № 5. – С 361-364.

19. Диагностическая значимость методик рентгенологического исследования при дентальной имплантации / А. А. Кулаков, Н. А. Рабухина, А. П. Аржанцев [и др.] // Стоматология. – 2006. – № 1. – С. 34-40.

20. Дмитриева Л. А. Клинические и микробиологические аспекты применения реставрационных материалов и антисептиков в комплексном лечении заболеваний пародонта / Дмитриева Л. А., Романов А. Е., Царев В. Н.// МедПресс-Информ. – 2002. – 96с.

21. Доклиническая диагностика дентального периимплантита / Тлустенко В. П., Гильмиярова Ф. Н., Головина Е. С., [и др.] // Российский стоматологический журнал. – 2011. – № 2. – С. 28-29.

22. Дурново Е. А. Влияние озонотерапии на динамику спектра белков периферической крови у больных с флегмонами лица и шеи / Е. А. Дурново, И. Д. Кинялина // Стоматология. – 1999. – Т. 78, № 5. – С. 31-34.

23.Ермолаева М.С. Сорбционные материалы на основе диоксида титана / М.С. Ермолаева // Друга Всеукраїнська наукова конференція студентів та аспірантів «Хімічні Каразінські читання – 2010» (ХКЧ'10), 19 – 22 квітня 2010 року: тези доповідей. – Х.: «Оперативна поліграфія», 2010. – С. 66.

24. Застосування озону в лікуванні утрудненого загоювання післяекстракційних ран та деяких патологічних змін слизової оболонки порожнини рота. Початкові спостереження / Тадеуш Моравєц, Магдалена Вєснер , Ізабела Коволь [та ін.] // Новини стоматології. – 2008. – № 1 (54). – С.

25. Использование рентгенологических методов в дентальной имплантологии / З. Н. Шавладзе, В. И. Налапко, Н. А. Рабухина [и др.] // Стоматология. – 2002. – № 6. – С. 34-37.

26. Исследование распространенности инфекционных агентов у пациентов с периимплантитами. / Николаева Е. Н., Царёв В. Н., Панин А. М., [и др.] // Стоматология для всех. – 2012. – № 2. – С. 16-19.

27. Індексна оцінка гігієнічного стану пацієнтів із застосуванням різних ендоосальних імплантатів /Король Д. М., Апєкунов Г. Ю., Білий С. М., Король М. Д. // Український стоматологічний альманах. – 2012. – № 1. – С. 100-104.

28. Король Д. М. Аналіз ускладнень лікування пацієнтів із ендоосальними та субперіостальними імплантатами / Король Д. М., Рузін Г. П.//Український стоматологічний альманах. – 2009. – № 3. – С. 48-51.

29. Коротких Н. Г. Применение озона для профилактики воспалительных осложнений и оптимизации остеорегенерации у больных с переломами нижней челюсти / Н. Г.Коротких, О. В.Лазутиков, В. В.Дмитриев // Российский стоматологический журнал. – 2000. – №1. – С.28-30.

30. Кушнір М. В. Рухомість імплантатів – як важливий прогностичний тест стану остеоінтеграції / Кушнір М. В. // Вісник стоматології. – 1997. – №4. – С. 621-623.

31. Леонтьев В. К. Водородный показатель полости рта. Обзор литературы./ Леонтьев В. К., Румянцев В. А., Грудянов А. И. // Медицинский реферативный журнал. – 1988. – раздел XII. – № 9. – С. 6-11.

32. Любченко О. В. Озонотерапія в комплексному лікуванні гострих запальних захворювань м'яких тканин щелепно-лицевої ділянки у дітей / автореферат дис. на здобуття наук. ступеня канд. мед. наук : 14.01.22- Стоматологія : захист 15.11.2004 / О. В.Любченко; Ін-т стоматології АМНУ. – Одеса, 2004. – 18с.

33. Львова Л. В. Озонотерапия в стоматологической практике / Львова Л. В. // Стоматолог. – 2002. – №11. – С. 53-56.

34. Матвеева А. И. Применение периотест-метода для клинической оценки эффективности дентальной имплантации /Матвеева А. И., Гветадзе Р. Ш., Логжинов В. Э.// Стоматология. – 1999. – № 3. – С. 28-29.

35. Матрос-Таранец И. Н. Оценка эффективности использования средств профессиональной и индивидуальной гигиены у пациентов с дентальными имплантатами / Матрос-Таранец И. Н., Васильщикова Е. В., Баркова А. В.// Український стоматологічний альманах. – 2012. – № 1. – С. 96-99.

36. Миргазизов М. З., Критерии эффективности в дентальной имплантологии / М. З. Миргазизов, А. М. Миргазизов // Российский стоматологический журнал. – 2000. – № 2. – С. 4-7.

37. Мусин М. Н. Вопросы гигиены с точки зрения современной имплантологии. Клинические аспекты. / Мусин М. Н. // Клиническая имплантология и стоматология. – 1997. – № 2. – С. 25-33.

38. Мусин М. Н. Гигиена полости рта при протезировании с использованием имплантатов / Мусин М. Н. // Пародонтология. – 2006. – № 1. – С. 26-32.

39. Некоторые клинические аспекты в лечении периимплантита / В. Самсонов, А. Иванов, М. Васильев М. [и др.] // Клиническая имплантология и стоматология. – 1998. – № 4 (7).– С. 26 – 28.

40. Николаева Е. Н. Пародонтопатогенные бактерии - индикаторы риска возникновения и развития пародонтита (Часть I). / Николаева Е. Н., Царев В. Н., Ипполитов Е. В. // Стоматология для всех. – 2011. – № 3. – С. 4-9.

41. Николаева Е. Н.   Пародонтопатогенные бактерии - индикаторы риска возникновения и развития пародонтита (Часть II). / Николаева Е. Н., Царев В. Н., Ипполитов Е. В. // Стоматология для всех. – 2011. – № 4. – С. 4-7.

42. Обухівський Ю. Комплексне лікування періімплантиту / Обухівський Ю., Ільїн Д. // Імплантологія. Пародонтологія. Остеологія. – 2012. – № 3. – С. 80-87

43. Обуховский В. А. Клиническая эффективность комплексной профилактики осложнений дентальной имплантации / Обуховский В. А., Деньга О. В. // Вісник стоматології. – 2008. – № 3. – С. 37-42.

44. Определение подвижности дентальных имплантатов / Ерошин В. А., Арутюнов А. С., Унанян В. Е., Арутюнов С. Д. // Стоматология. – 2009. – № 2. – С. 43-47.

45. Особенности цитокинового состава зубодесневой борозды у пациентов с периимплантитами. Клинический случай. / Николаева Е. Н., Царёв В. Н., Ипполитов Е. В., [и др.] // Медицинский алфавит. – 2012. – Т. 1., № 1. – С. 45-49.

46. Оценка влияния методов полировки реставраций на скорость микробной колонизации их поверхности. / Царёв В. Н., Невдачина И. Ф., Равинская А. А., Борчалинская К. К. // Dental Forum. – 2012. – № 5. – С. 136.

47. Оценка степени адгезии бактерий полости рта к электректной поверхности дентальных имплантатов / Иванов С. Ю., Царев В. Н., Ивашкевич С. Г. [и др.] // Институт стоматологии. – 2006. – Том 2, № 31. – С. 40-41.

48. Перова М. Д. Применение солкосерила для профилактики ранних осложнений дентальной имплантации / М. Д. Перова, Л. Н. Иванова // Кубанский научный медицинский вестник, Краснодар. – 1999. – № 6(42). – С. 11-13.

49. Перова М. Д. Прогнозирование и способы предотвращения ранней маргинальной костной потери при использовании остеоинтегрируемых дентальных имплантатов / М. Д. Перова, В. Козлов // Клиническая имплантология и стоматология. – 1999. – №1. – С. 31-36.

50. Пешкова Л. В. Содержание белка и pH в слюне человека в норме и при некоторых стоматологических заболеваниях./ Пешкова Л. В., Скляр В. Е. // Стоматология. – 1982. – Т. 61, № 2. – С.12-14.

51. Пространственно-временная модель формирования биоплёнки полости рта: взаимосвязь процессов первичной адгезии и микробной колонизации. / Царёв В. Н., Трефилов А. Г., Клейменова Г. Н., Лёвкин А. В. // Dental Forum. – 2011. – № 5. – С. 126-131.

52. Ситез та дослідження сорбційних властивостей діоксиду титану субмікронного розміру/ М. С.Єрмолаєва, О. І.Юрченко, К. М.Бєліков, Є. Ю.Брильова // Вісник Харківського національного університету. – 2010. – № 895. Хімія. Вип. 18 (41). – С. 107-114.

53. Сорокина С. Р. Использование озонированных растворов в комплексном лечении воспалительных заболеваний пародонта: Автореф. дис. на соискание ученой степени канд. мед. наук /С. Р. Сорокина,- СПб., 1997.-22с.

54. Стан періімплантатних тканин пацієнтів за даними індексного контролю /Король Д. М., Білий С. М., Апєкунов Г. Ю. Єфименко А. С.// Український стоматологічний альманах. – 2012. – № 3. – С. 75-78.

55. Сучасні аспекти рентгенології в стоматології / Куц П. В., Неспрядько В. П., Угрин М. М. [та ін.] // Новини стоматології. – 2011. – № 1. – С. 64-69.

56. Тец В. В. Роль микрофлоры полости рта в развитии заболеваний человека / Тец В. В. // Стоматология. – 2008. – № 3. – С. 76-81.

57. Тимофеев А. А. Сравнительная оценка антисептических препаратов, используемых для полоскания полости рта после дентальной имплантации / Тимофеев А. А. // Современная стоматология. – 2013. – № 1. – С. 94-102.

58. Ультразвуковой метод создания наноструктурных порошковых покрытий на поверхности титана и сплавов медицинско-биологического назначения / С. Ф. Забелин, А. А. Дорожков, А. А. Феофанов, А. А. Васильев // IV

Всероссийская конференция по наноматериалам НАНО – 2011. Сборник материалов. – 01-04 марта 2011г. – Москва.

59. УФ-индуцированная антибактериальная активность тонких пленок диоксида титана /Н. А. Чижов, Н. А. Фролова, И. С. Голубева, С. Н. Плескова // IV Всероссийская конференция по наноматериалам НАНО – 2011. Сборник материалов. – 01-04 марта 2011г. – Москва.

60. Ушаков Р. В. Профилактика послеоперационных воспалительных осложнений при проведении внутрикостной дентальной имплантации с применением хлоргексидинсодержащих препаратов "Элюгель", "Элюдрил" и "Эльгидиум" / Р. В. Ушаков, В. Н. Царев // Новое в стоматологии. – 2003. – № 6. – С. 98.

61. Хитаришвили М. В. Изучение экспрессии пародонтопатогенных бактерий I и II порядка у пациентов с периимплантитами / Хитаришвили М. В., Сайкова С. В., Царева Т. В. // Dental Forum. – 2011. – № 3. – С. 134-134.

62. Царев В. Н. Антибактериальное и иммунотропное действие антибиотиков: полимиксины и грамицидины (Лекция). / Царев В. Н., Балмасова И. П., Фомичёва Е. М. // Стоматолог. – 2011. – № 9. – С. 53-62.

63. Царев В. Н. Антибактериальное и иммунотропное действие антибиотиков. Линкосамиды. / Царев В. Н., Балмасова И. П., Фомичева Е. М. // Стоматолог. – 2011. – № 8. – С. 45-54.

64. Экспрессия пародонтопатогенных бактерий 1 и 2 порядка у пациентов с периимплантитами. / Николаева Е. Н., Чувилкин В. И., Царев В. Н., [и др.] // Dental Forum. – 2011. – № 4. – С. 10-12.

65. Экспрессия цитокинов в зубодесневои борозде у больных периимплантитами / Николаева Е. Н., Царев В. Н., Панин А. М., [и др.] // Dental Forum. – 2012. – № 2. – С. 5-9.

66. Экспрессия цитокинов в секрете зубодесневой борозды у пациентов после дентальной имплантации и при развитии периимплантитов. / Царев В. Н.,

Николаева Е. Н., Ипполитов Е. В., Царева Т. В. // Журнал микробиологии, эпидемиологии и иммунобиологии. – 2012. – № 6. – С. 110-114.

67. Югов В. К. Зуби і альвеолярний відросток у рентгенологічному зображенні / Югов В. К., Васько Л. М. // Український стоматологічний альманах. – 2008. – № 1. – С. 7-11.

68. Югов В. К. Зуби і альвеолярний відросток у рентгенологічному зображенні (ІІ) / Югов В. К., Васько Л. М. // Український стоматологічний альманах. – 2008. – № 2. – С. 4-10.

69. A 15-year study of osseointegrated implants in the treatment of the edentulous jaw. / Adell R., Lekholm U., Rockler B., Branemark P. I. // Int. J. Oral Surg. – 1981. – Vol.10, № 6. – P. 387–416.

70. A controlled clinical trial of implant-retained mandibular overdentures: 10 years' results of clinical aspects and aftercare of IMZ implants and Branemark implants. / Meijer H. J., Raghoebar G. M., Van't Hof M. A., Visser A. // Clin. Oral Impl. Res. – 2004. – Vol. 15, № 4. – P. 421-427.

71. A longitudinal microbiological study on osseointegrated titanium implants in partially edentulous patients. Leonhardt A., Adolfsson B., Lekholm U. [et al.] // Clin. Oral Impl. Res. – 1993. – Vol. 4. – P. 113-120.

72. A radiographic assessment of progressive loading on bone around single osseointegrated implants in the posterior maxilla /Appleton R. S., Nummikoski P. V., Pigno M. A. [et al.] // Clin. Oral Impl. Res. – 2005. – Vol. 16. – P. 161-167.

73. A study on variances in multivariate analyses of oral implant outcome. / Herrmann I., Kultje C., Holm S., Lekholm U. // Clin. Impl. Dent. Relat. Res. – 2007. – Vol. 9, № 1. – P. 6-14.

74. A systematic review of the survival and complication rates of fixed partial dentures (FPDs) after an observation period of at least 5 years. I. Implant-supported FPDs / Pjetursson B. E., Tan K., Lang N. P.[et al.] //Clin. Oral Impl. Res. – 2004. – Vol. 15. – P. 625-642.

75. A systematic review of the survival and complication rates of fixed partial dentures (FPDs) after an observation period of at least 5 years. II. Combined tooth–implant-supported FPDs / Lang N. P., Pjetursson B. E., Tan K.[et al.] // Clin. Oral Impl. Res. – 2004. – Vol. 15. – P. 643–653.

76. Aetiology, microbiology and therapy of periapical lesions around oral implants: a retrospective analysis. / Lefever D., Van Assche N., Temmerman A. [et al.] // J. Clin. Periodontol. – 2013. – Vol. 40, № 3. – P. 296-302.

77. Anti-infective surgical therapy of peri-implantitis. A 12-month prospective clinical study / Heitz-Mayfield L. J., Salvi G. E., Mombelli A [et al.] // Clin. Oral Impl. Res. – 2012. – Vol. 23. – P. 205-210.

78. Anti-infective treatment of peri-implant mucositis: a randomised controlled clinical trial / Heitz-Mayfield L. J., Salvi G. E., Botticelli D. [et al.] // Clin. Oral Impl. Res. – 2011. – Vol. 22. – P. 237-241.

79. Association between periodontal and peri-implant conditions: A 10-year prospective study. / Karoussis I. K., Muller S., Salvi G. E. [et al.] // Clin. Oral Impl. Res. – 2004. – Vol. 15. – P. 1-7.

80. Augthun M. Microbial Findings of deep peri-implant bone defects / Augthun M., Conrads W.// Int. J. Oral Maxillofac. Impl. – 1997. – Vol. 12, No 1. – P. 106,-112.

81. Benson B. W. Dental Implants / Benson B. W., Shetty V. // Oral Radiology Principles and Interpretation / edit S. C. White , M. J. Pharoah / : Mosby, Elsevier, St. Louis, 2009. – P. 597-612.

82. Bhatavadekar N. Peri-implant soft tissue management: Where are we? / Bhatavadekar N. // J. Indian. Soc. Periodontol. – 2012. – Vol. 16, № 4. – P. 623-627.

83. Biological factors contributing to failures of osseointegrated oral implants. (II). Etiopathogenesis. / Esposito M., Hirsch J. M., Lekholm U., Thomsen P. // Eur. J. Oral Sci. – 1998. – Vol. 106, № 3. – P. 721-764.

84. Biological factors contributing to failures of osseointegrated oral implants. (I) Success criteria and epidemiology. / Esposito M., Hirsch J.-M., Lekholm U., Thomsen P. // Eur. J. Oral Sci. – 1998. – Vol. 106. – P. 527–551.

85. Brägger U. Digital substraction radiography for the assessment of changes in peri-implant bone density. / Brägger U., Pasquali L. // J. Clin. Periodont. – 1989. – Vol. 16. – P. 209-215.

86. Branemark P. I. Osseointegration and its experimental background. J. Prosthet. Dent. – 1983. – Vol. 50. – P. 399-410.

87. Chan H-L. Dental Imaging in Implant Treatment Planning. / Chan H-L., Misch K., Wang H-L. // Implant. Dent. – 2010. – Vol. 19. – P. 288-298.

88. Chen S. Dental implants: maintenance, care and treatment of peri-implant infection/ Chen S., Darby I. // Aust. Dent. J. – 2003. – Vol. 48, № 4. – P. 212-220.

89. Chiarenza A. The implant sulcus. / Chiarenza A. // Oral Implantol. – 1974. – Vol. 4. – P. 330-339.

90. Clinical, histological, and microbiological findings in peri-implant disease: a pilot study. / Ferreira S. B. Jr., Figueiredo C. M., Almeida A. L. [et al.] // Implant. Dent. – 2009. – Vol. 18, № 4. – P. 334-344.

91. Colonization by Porphyromonas gingivalis and Prevotella intermedia from teeth to osseointegrated implant regions. / Takanashi K., Kishi M., Okuda K., Ishihara K. // Bull. Tokyo Dent. Coll. – 2004. – Vol. 45, № 2. – P. 77-85.

92. Composition of supra- and subgingival biofilm of subjects with healthy and diseased implants. / Shibli J. A., Melo L., Ferrari D. S. [et al.] // Clin. Oral Implants Res. – 2008. – Vol. 19, № 10. – P. 975-982.

93. Crestal bone resorption 5 years after implant loading: clinical and radiologic results with a 2-stage implant system. / Ricci G., Aimetti M., Stablum W., Guasti A. // Int. J. Oral Maxillofac. Impl. – 2004. – Vol. 19. – P. 597-602.

94. De Wijs F. L. Immediate labial contour restoration for improved esthetic: a radiographic study on bone splitting in anterior single-tooth replacement ./ De

Wijs F. L. , Cune M. S. // Int. J. Oral Maxillofac. Impl . – 1997. – Vol. 12. – P. 686-696

95. Delayed implants in the anterior maxilla with the IMZ-implant system: a radiographical evaluation. / De Wijs F. L., Cune M. S., van Rossen I. P., de Putter C. // J Oral Rehabil. – 1995. – Vol. 22, № 11. – P. 797-802.

96. Determination of Bone Quality of 372 Implant Recipient Sites Using Hounsfield Unit from Computerized Tomography: A Clinical Study. / Turkyilmaz I., Ozan O., Yilmaz B., Ersoy A.E. // Clin. Impl. Dent. Relat. Res. – 2008. – Vol. 10. – P. 238-244.

97. Dhir S. Biofilm and dental implant: The microbial link. / Dhir S. // J. Indian. Soc. Periodontol. – 2013. – Vol. 17 №1. – P. 5-11.

98. Differential diagnosis and treatment strategies for biologic complications and failing oral implants: A review of the literature. / Esposito M., Hirsch J., Lekholm U., Thomsen P. // Int. J. Oral Maxillofac. Impl. – 1999. – Vol. 14, № 4. – P. 473-490.

99. Drake S. Primary bacterial colanization of implant surfaces / Drake S., Pane M., Keller M. // International journal of oral and maxillofacial implants. – 1999. – Vol. 14, № 2. – P. 226-232.

100.   Dynamics of initial subgingival colonization of "pristine" peri-implant pockets. / Quirynen M., Vogels R., Peeters W. [et al.] // Clin. Oral Implants Res. – 2006. – Vol. 17, № 1. – P. 25-37.

101.   Early bone formation adjacent to rough and turned endosseous implant surfaces.An experimental study in the dog. / Abrahamsson I, Berglundh T, Linder E. [et al.] // Clin. Oral Impl. Res. – 2004. – Vol. 15. – P. 381-392.

102.   Early colonization of dental implants by putative periodontal pathogens in partially edentulous patients. / van Winkelhoff A. J., Goené R. J., Benschop C., Folmer T. // Clin. Oral Implants Res. – 2000. – Vol. 11, № 6. – P. 511-520.

103. Early loading of endosseous implants in the augmented maxilla: a 1-year prospective study / Raghoebar G. M., Schoen P., Meijer H. J. A. [et al.] // Clin. Oral Impl. Res. – 2003. – Vol. 14. – P. 697–702.

104. Effect of anti-infective mechanical therapy on clinical parameters and cytokine levels in human peri-implant diseases. / Duarte P. M., de Mendonça A. C., Máximo M. B., [et al.] // J. Periodontol. – 2009. – Vol. 80, № 2. – P. 234-243.

105. Effects of subgingival irrigation with chlorhexidine on the periodontal status of patients with HA-coated Integral dental implants. /Lavigne S. E., Krust-Bray K. S., Williams K. B. [et al.] // Int. J. Oral Maxillofac Impl. – 1994. – Vol. 9. – P. 156-162.

106. Enhanced bone apposition to a chemically modified SLA titanium surface. / Buser D., Broggini N., Wieland M. [et al.] // J. Dent. Res. – 2004. – Vol.83, № 7. – P. 529-533.

107. Ericsson I. Early functional loading using Branemark dental implants. / Ericsson I., Nilne, K. // J. Periodont. Restor. Dent. – 2002. – Vol. 22. – P. 9-19.

108. Eskitascioglu, G. The influence of occlusal loading location on stresses transferred to implant-supported prostheses and supporting bone: a three-dimensional finite element study. / Eskitascioglu, G., Usumez, A. // J. Prosthet. Dent. – 2004. – Vol. 91, № 2. – P. 144-150.

109. Evaluation of patient and implant characteristics as potential prognostic factors for oral implant failures. / Herrmann I., Lekholm U., Holm S., Kultje C. // Int. J. Oral Maxillofac. Impl. – 2005. – Vol. 20, № 2. – P. 220-230.

110. Experimental peri-implant tissue breakdown around different dental implant surfaces: clinical and radiographic evaluation in dogs / Martins M. C., Abi-Rached R. S. G., Shibli J. A. [et al.] // Int. J. Oral Maxillofac Impl. – 2004. – Vol. 19, № 6. – P. 839-848.

111. Factors affecting late implant bone loss: a retrospective analysis. / Chung D. M., Oh T., Lee J. [et al.] // Int. J. Oral Maxillofac. Impl. – 2007. – Vol. 22. – P. 117-126.

112. Feller L. Peri-implant mucositis and peri-implantitis: commentary. /Feller L., Khammissa R. A., Meyerov R., Lemmer J. // SADJ. – 2012. – Vol. 67, № 3. – P. 128-129.

113. Flemmig T.F. Infektionen bei osseointegrierten Implantaten. Hintergründe und klinische Impliktionen. / Flemmig T.F. // Implantologie. – 1994. – Vol. 1. – P. 9-21.

114. Frederiksen N. L. Advanced Imaging / Frederiksen N. L. // Oral Radiology Principles and Interpretation / edit. S. C. White & M. J. Pharoah, / St. Louis : Mosby, Elsevier, 2009. – P. 207-224.

115. Gotfredsen K. Bone reactions at implants subjected to experimental peri-implantitis and static load. A study in the dog. / Gotfredsen, K., Berglundh, T., Lindhe, J. // J. Clin. Periodont. – 2002. – Vol. 29. – P. 144-151.

116. Gotfredsen K. Bone reactions adjacent to titanium implants subjected to static load. A study in the dog (I). / Gotfredsen, K., Berglundh, T., Lindhe, J. // Clin. Oral Impl. Res. – 2001. – Vol. 12. – P.1-8.

117. Gotfredsen K. Bone reactions adjacent to titanium implants with different surface characteristics subjected to static load. A study in the dog (II). / Gotfredsen, K., Berglundh, T., Lindhe, J. // Clin. Oral Impl. Res. – 2001. – Vol. 12. – P. 196-201.

118. Gotfredsen, K. Bone reactions adjacent to titanium implants subjected to static load of different duration. A study in the dog (III). / Gotfredsen K., Berglundh T., Lindhe J. // Clin. Oral Impl. Res. – 2001. – Vol. 12. – P.552-558.

119. Graziani F. Systematic review of quality of reporting, outcome measurements and methods to study efficacy of preventive and therapeutic approaches to peri-implant diseases. / Graziani F., Figuero E., Herrera D. // J. Clin. Periodontol. – 2012 . – Vol. 39, № 12. – P. 224-244.

120. Gupta G. Ozone therapy in periodontics. / Gupta G., Mansi B. // J. Med. Life. – 2012. – Vol. 5, № 1. – P. 59-67.

121. Heitz-Mayfield L. J. Antimicrobial treatment of peri-implant diseases/ Heitz-Mayfield L. J., Lang N. P. // Int. J. Oral Maxillofac. Implants. – 2004. – Vol. 19. – P. 128-139.

122. Heitz-Mayfield L. J. Comparative biology of chronic and aggressive periodontitis vs. peri-implantitis. / Heitz-Mayfield L. J., Lang N. P. // Periodontol 2000. – 2010. – Vol. 53. – P. 167-181

123. Histopathological observations of human periimplantitis lesions./ Berglundh T, Gislason O, Lekholm U [et al.] //J. Clin Periodontol. – 2004. – Vol. 31, № 5. – P. 341-347.

124. Histopatologic observations on late oral implant failures. /Esposito M., Thomsen P., Ericson L. E. [et al.] // Clin. Implant. Dent. Relat. Res. – 2000. – Vol. 2, № 1. – P. 18-32.

125. Identification of periodontal pathogens in healthy periimplant sites. / Casado P. L., Otazu I. B., Balduino A. [et al.] // Implant. Dent. – 2011. – Vol. 20, № 3. – P. 226-235.

126. Implant decontamination during surgical peri-implantitis treatment: a randomized, double-blind, placebo-controlled trial. / de Waal Y. C., Raghoebar G. M., Huddleston Slater J. J. [et al.] // J. Clin. Periodontol. – 2013. – Vol. 40, № 2. – P. 186-195.

127. Isidor F. Influence of forces on peri-implant bone. / Isidor F. // Clin. Oral Impl. Res. – 2006. – Vol. 17, № 2. – P. 8-18

128. Isidor F. Loss of osseointegration caused by occlusal load of oral implants. A clinical and radiographic study in monkeys. / Isidor F. //Clin. Oral Impl. Res. – 1996. – Vol. 7. – P. 143-152.

129. Jurgowiak M. Ozonoterapia w medycynie – tak czy nie / Jurgowiak M. // Twyj. Przegl. Stom. – 2003. – Vol. 3. – P. 16-20.

130. Kaklamanos E. G. A review on peri-implant crevicular fluid assays potential in monitoring and predicting peri-implant tissue responses. /Kaklamanos E. G., Tsalikis L. // J. Int. Acad. Periodontol. – 2002. – Vol. 4, № 2. – P. 49-59.

131. Klinge B. A systematic review of the effect of anti-infective therapy in the treatment of peri-implantitis/ Klinge B., Gustafsson A., Berglundh T. // J. Clin. Periodontol. – 2002. – Vol. 29, № 3. – P. 213–225.

132. Klinge B. Peri-implant marginal bone loss: an academic controversy or a clinical challenge? / Klinge B. // Eur. J. Oral Implantol. – 2012. – Vol. 5. – P. 9-13.

133. Kocar M. Characterization of the normal bacterial flora in peri-implant sulci of partially and completely edentulous patients. / Kocar M., Seme K., Hren N. I. // Int. J. Oral Maxillofac. Implants. – 2010. – Vol. 25, № 4. – P. 690-698.

134. Krupicski J. Profilaktyka antybiotykowa. / Krupicski J. // e-Dentico. – 2005. – Vol. 4, № 8. – P. 38-43.

135. Kshitish D. The use of ozonated water and 0.2% chlorhexidine in the treatment of periodontitis patients: a clinical and microbiologic study. / Kshitish D., Laxman V. K. // Indian J. Dent. Res. – 2010. – Vol. 21, № 3. – P. 341-348.

136. Lambert P. M. The influence of 0,12% chlorgexidine digluconate rinses on the incidence of infections complications and implant succes / Lambert P. M., Morris H. F., Ochi S. // J.Oral Maxillofac. Surg. – 1997. – Vol. 55, N 12. – P. 25-30.

137. Lang N. P. Biological complications with dental implants: Their prevention, diagnosis and treatment / Lang N. P., Wilson T. G., Corbet E. F. // Clin. Oral Implants Res. – 2000. – Vol. 11, № 1. – P. 146-155.

138. Lekholm U. Osseointegrated implants in clinical practice./ Lekholm U. // J. Oral Implantol. – 1986. – Vol. 12, N 3. – P. 357-364.

139. Lekholm U. Outcome of oral implant treatment in partially edentulous jaws followed 20 years in clinical function. / Lekholm U., Gröndahl K., Jemt T. // Clin. Implant. Dent. Relat. Res. – 2006. – Vol. 8, № 4. – P. 178-186.

140. Leonhardt A Five-year clinical, microbiological, and radiological outcome following treatment of peri-implantitis in man / Leonhardt A., Dahlen G., Renvert S. // J. Periodontol. – 2003. – Vol. 74. – P. 1415-1422.

141. Leonhardt A. Microbiologic diagnostics at titanium implants./ Leonhardt A., Bergström C., Lekholm U. // Clin. Implant. Dent. Relat. Res. – 2003. – Vol. 5, № 4. – P. 226-232.

142. Listgarten M. A. Microbial identification in the management of periodontal diseases. A systematic review / Listgarten M. A., Loomer P. M.// Ann. Periodontol. – 2003. – Vol. 8. – P. 182-192.

143. Listgarten, M. A. Microorganisms and dental implants (invited guest editorial)/ Listgarten M. A. // J. Periodontol. – 1999. – Vol. 70. – P. 220-222.

144. Local antibiotic therapy guided by microbiological diagnosis. Treatment of Porphyromonas gingivalis and Actinobacillus actinomycetemcomitans persisting after mechanical therapy/ Mombelli A, Schmid B, Rutar A, Lang NP// J Clin Periodontol. – 2002. – Vol. 29. – P. 743-749.

145. Long-term follow-up of osseointegrated titanium implants using clinical, radiographic and microbiological parameters. / Leonhardt A., Gröndahl K., Bergström C., Lekholm U. // Clin. Oral Implants Res. – 2002. – Vol. 13, N 2. – P. 127-132.

146. Meffert R. M. Periodontitis and periimplantitis: one and the same? / Meffert R. M. // Pract. Periodontics Aesthet. Dent. – 1993. – Vol. 5, № 9. – P. 79-80.

147. Microbiological findings and host response in patients with periimplantitis. /Hultin M., Gustafsson A., Hallström H. [et al.] // Clin. Oral Impl. Res. – 2002. – Vol. 13. – P. 349-358.

148. Microbiota around Root-form endoosseous implants: a review of the literature. / Heydenrijk K., Meijer H. J., van der Reijden W. A. [et al.] // Int. J. Oral Maxillofac. Implants. – 2002. – Vol. 17. – P. 829-838.

149. Microflora around teeth and dental implants. / Shahabouee M., Rismanchian M., Yaghini J., [et al.] // Dent .Res. J. (Isfahan). – 2012. – Vol. 9, № 2. – P. 215-220.

150. Misch C. E. Density of Bone: Effects on surgical approach and healing / Misch C. E. // Contemporary Implant Dentistry. – Toronto : Mosby, Elsevier, 2008. – P. 645-667.

151. Moheng, P. Clinical and biologic factors related to oral implant failure: a 2-year follow-up study. / Moheng, P., Feryn, J. M. // Implant. Dentistry. – 2005. – Vol. 14. – P. 281-288.

152. Mombelli A. Antimicrobial treatment of peri-implant infections. / Mombelli A., Lang N. P. // Clin. Oral Implants Res. – 1992. – Vol. 3. – P. 162-168.

153. Mombelli A. Colonization of osseointegrated titanium implants in edentulous patitents. Early results. / Mombelli A., Buser D., Lang N. P. // Oral Microbiol. Immunol. – 1988. – Vol. 3. – P. 113-120.

154. Mombelli A. Microbiology and antimicrobial therapy of peri-implantitis./ Mombelli A. // Periodontol 2000. – 2002. – Vol. 28. – P. 177-189.

155. Mombelli A. The diagnosis and treatment of peri-implantitis./ Mombelli A., Lang N. P. // Periodontol 2000. – 1998. – Vol. 17. – P. 63-76.

156. Mombelli A. Surgical treatments of peri-implantitis / Andrea Mombelli; Raphaël Moëne; Fabien Décaillet // Europ. J Oral Impl. – 2012. – Vol. 5. – P. 61-70.

157. Mombelli A. Systemic diseases affecting osseointegration therapy / Andrea Mombelli, Norbert Cionca // Clin. Oral Impl. Res. – 2006. – Vol. 17, № 2. – P. 97-103.

158. Mombelli A. The epidemiology of peri-implantitis / Andrea Mombelli; Nada Müller; Norbert Cionca // Clin. Oral Impl. Res. – 2012. – Vol. 23, № 6. – P. 67-76.

159. Mombelli, A. The characteristics of biofilms in peri-implant disease/ Mombelli, A., Decaillet, F.// J. Clin. Periodontol. – 2011. – Vol. 38, № 11. – P. 203-213.

160. Mucositis, peri-implantitis, implant success, and survival of implants in patients with treated generalized aggressive periodontitis: 3- to 16-year results of a prospective long-term cohort study. / Swierkot K., Lottholz P., Flores-de-Jacoby L., Mengel R. // J. Periodontol. – 2012. – Vol. 83, № 10. – P. 1213-1225.

161. Newman M.G. Periodontal considerations of implants and implant associated microbroth. / Newman M. G., Flemming T. F. // J. Dent. Educ. – 1988. – Vol. 52. – P. 737-744.

162. Nine-to fourteen-year follow-up of implant treatment. Part III: factors associated with peri-implant lesions. / Roos-Jansåker A-M., Renvert H., Lindahl C., Renvert S. // J. Clin. Periodontol. – 2006. – Vol. 33, No 4. – P. 296-301.

163. Non-surgical therapy for the management of peri-implantitis: a systematic review. / Muthukuru M., Zainvi A., Esplugues E. O., Flemmig T. F. // Clin. Oral Impl. Res. – 2012. – Vol. 23, № 6. – P. 77-83.

164. Ozone in dentistry: microbiological effects of gas action depending on the method and the time of application using the ozonytron device. Experimental study. /Wilczyńska-Borawska M., Leszczyńska K., Nowosielski C., Stokowska W. // Ann. Acad. Med. Stetin. – 2011. – Vol. 57, № 2. – P. 99-103.

165. Ozone therapy in medicine and dentistry. / Nogales C. G., Ferrari P. H., Kantorovich E. O., Lage-Marques J. L. // J. Contemp. Dent. Pract. – 2008. – Vol. 9, № 4. – P. 75-84.

166. Paquette D. W. Risk factors for endosseous dental implant failure. / Paquette D. W., Brodala N., Williams R. C. // Dent. Clin. North. Am. – 2006. – Vol. 50, № 3. – P. 361-374.

167. Peri-implant diseases: where are we now? Consensus of the 7th European Workshop on Periodontology / Lang, N. P., Berglundh, T., Abrahamsson, I. [et al.] //J. Clin. Periodontol. – 2011. – Vol. 38, № 11. – P. 178-181.

168. Peri-implant mucositis and peri-implantitis : bacterial infection. / Khammissa R. A., Feller L., Meyerov R., Lemmer J. // SADJ: journal of the South African Dental Association. – 2012. – Vol. 67, № 2. - P.70-74.

169. Peri-implant disease in subjects with and without preventive maintenance: a 5-year follow-up. / Costa F. O., Takenaka-Martinez S., Cota L. O. [et al.] // J. Clin. Periodontol. – 2012. – Vol. 39, № 2. – P. 173-181.

170. Peri-implant mucositis and peri-implantitis: clinical and histopathological characteristics and treatment. / Khammissa R. A., Feller L., Meyerov R., Lemmer J. // SADJ: journal of the South African Dental Association. – 2012. – Vol. 67, № 3. – P. 122-126.

171. Periodontitis vs. peri-implantitis: the same disease? The same treatment?/ Meffert R. M. // Crit. Rev. Oral Biol. Med. – 1996. – Vol. 7, № 3. – P. 278-291.

172. Quirynen M. Infectious risks for oral implants: a review of the literature. / Quirynen M., De Soete M., van Steenberghe D. // Clin. Oral Implants Res. – 2002. – Vol. 13. – P. 1-19.

173. Quirynen M. The distribution of bacterial morphotypes around natural tooth and titanium implant ad modum Branemark / Quirynen M., Listgarten M. // Clin. Oral Impl.Res. – 1990. – Vol. 1. – P. 8-13.

174. Radiologic follow-up of peri-implant bone loss around machine-surfaced and rough-surfaced interforaminal implants in the mandible functionally loaded for 3 to 7 years. / Zechner W., Trinkl N., Watzak G. [et al.] // Int. J. Oral Maxillofac. Implants. – 2004. – Vol. 19. – P. 216-221.

175. Rams T. E. Actinobacillus actinomycetemcomitans and Porphyromonas gingivalis subgingival presence, species-specific serum immunoglobulin G antibody levels, and periodontitis disease recurrence / Rams T. E., Listgarten M. A., Slots J. //J. Periodont. Res. – 2006. – Vol. 41, № 3. – P. 228-234.

176. Rams T. E. Antibiotic resistance in human peri-implantitis microbiota. / Rams T. E., Degener J. E., van Winkelhoff A. J. // Clin Oral Implants Res. – 2013. – Vol. 24, № 7. – P.

177. Renvert S. Non-surgical treatment of peri-implant mucositis and peri-implantitis: a literature review. / Renvert S., Roos-Jansåker A. M., Claffey N. // J. Clin. Periodontol. – 2008. – Vol. 35, № 8. – P. 305-315.

178. Roos-Jansåker A. M. Treatment of peri-implant infections: a literature review / Roos-Jansåker A. M., Renvert S., Egelberg J. // J. Clin. Periodontol. – 2003. – Vol. 30. – P. 467-485.

179. Roos-Jansåker A. M. Long time follow up of implant therapy and treatment of peri-implantitis. / Roos-Jansåker A. M. // Swed. Dent. J. Suppl. – 2007. – Vol. 188. – P. 7-66.

180. Saini R. Ozone therapy in dentistry: A strategic review. / Saini R. // J. Nat. Sci. Biol. Med. – 2011, - Vol. 2, № 2. – P. 151-153.

181. Salvi G. E. Diagnostic parameters for monitoring peri-implant conditions. / Salvi G. E, Lang N. P. //Int. J. Oral Maxillofac. Implants. – 2004. – Vol. 19. – P. 116-127.

182. Schou S. Surgical treatment of peri-implantitis/ Schou S., Berglundh T., Lang N. P. // Int. J. Oral Maxillofac. Implants. – 2004. – Vol. 19. – P. 140-149.

183. Serino G. Peri-implantitis in partially edentulous patients: association with inadequate plaque control. / Serino G., Ström C. // Clin. Oral Implants Res. – 2009. – Vol. 20, № 2. – P. 169-174.

184. Short-term clinical and microbiological evaluations of peri-implant diseases before and after mechanical anti-infective therapies. / Máximo M. B., de Mendonça A. C., Renata Santos V., [et al.] // Clin. Oral Implants Res. – 2009. – Vol. 20, № 1. – P. 99-108.

185. Slots J. Selection of antimicrobial agents in periodontal therapy. / Slots J. // J. Periodontal Res. – 2002. – Vol. 37. – P. 389–398.

186. Smith D. E. Criteria for success for osseointegrated endosseous implants. / Smith D. E., Zarb G. A. // J. Prosthet. Dent. – 1989. – Vol. 62. – P. 657-572.

187. Socransky S. S. Dental biofilms: difficult therapeutic targets / Socransky S. S., Haffajee A. D. // Periodontol 2000. – 2002. – Vol. 28. – P.12-55.

188. The antibacterial effect of gas ozone after 2 months of in vitro evaluation. / Polydorou O., Halili A., Wittmer A., [et al.] // Clin. Oral Investig. – 2012. – Vol. 16, № 2. – P. 545-550.

189. The microbiota associated with successful or failing osseointegrated titanium implants/ Mombelli A, Van Oosten M. A. C., Schurch E., Lang N. P.//Oral Microbiol. Immunol. – 1987. – Vol. 2. – P. 145-151.

190. The microbiota of osseointegrated implants in patients with a history of periodontal desease. /Mombelli A., Marxer M., Gaberthuel T. [et al.]//J. Clin. Periodontol. – 1995. – Vol. 22. – P. 124-130.

191. The subgingival microflora associated with human dental implants./ Rams T. E., Roberts T. W., Tatum H., Keyes P. H. // J. Prosthet. Dent. – 1984. – Vol. 51. – P. 529-534.

192. Transimission of periodontal desease-associated bacteria from teeth to osseointegrated implant regions. / Sumida S., Ishihara K., Kishi M., Okuda K. // Int. J. Maxillofac. Implants. – 2002. – Vol. 17. – P. 696-702.

193. Turkyilmaz I. Influence of bone density on implant stability parameters and implant success: a retrospective clinical study. / Turkyilmaz I., McGlumphy E. A. // BMC Oral Health. – 2008. – Vol. 8. – P. 32.

194. Turkyilmaz I. Is there a lower threshold value of bone density for early loading protocols of dental implants? / Turkyilmaz I., McGlumphy E. A. // J. Oral Rehabil. – 2008. – Vol. 35. – P. 775-781.

195. Van Winkelhoff A. J. Actinobacillus actinomycetemcomitans-associated peri-implantitis in an edentulous patient. A case report. / Van Winkelhoff A. J., Wolf J. W. // J. Clin. Periodontol. – 2000. – Vol. 27. – P. 531-535.

196. Wilson V. An Insight into Peri-Implantitis: A Systematic Literature Review. / Wilson V. // Prim. Dent. J. – 2013. – Vol. 2, № 2. – P. 69-73.

197. Zeza B. Peri-implant mucositis treatments in humans: a systematic review. / Zeza B., Pilloni A. // Ann. Stomatol. (Roma). – 2012. – Vol. 3, № 3-4. – P. 83-89.

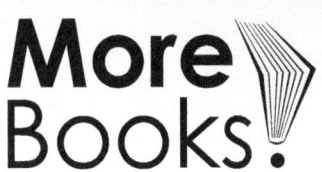
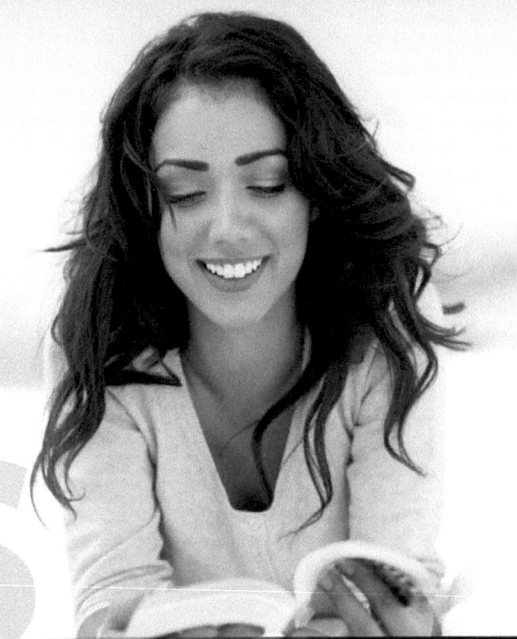

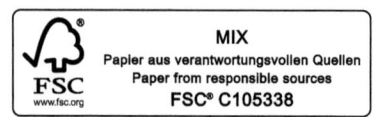
Printed by Books on Demand GmbH, Norderstedt / Germany